개정판

한약 저장학

박진한 저

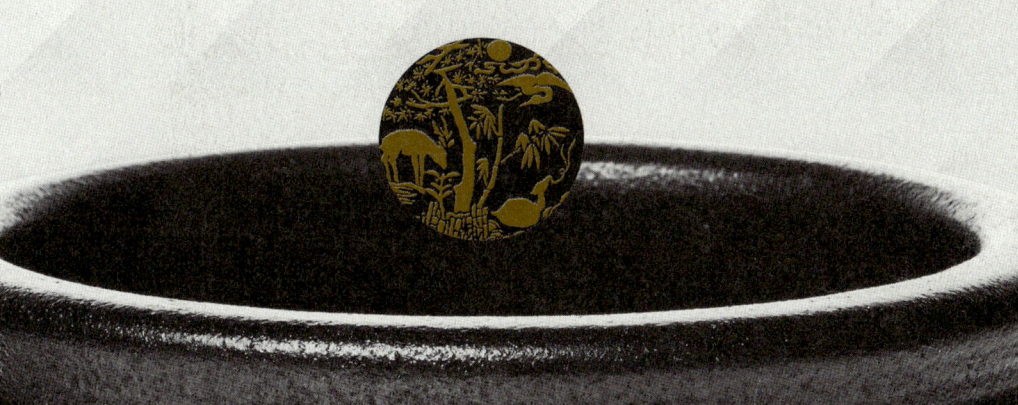

제1장 한약저장의 개요
제2장 한약저장에 영향을 미치는 요인
제3장 변질과 유해성
제4장 한약재의 변질과 이물질
제5장 한약의 저장기간
제6장 한약의 저장방법
제7장 한약의 포장
제8장 한약의 보관
제9장 한약의 품질관리
부록 한약재 품질관리 기준 및 규정

보명 BOOKS

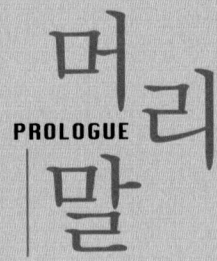

머리말 PROLOGUE

　2008년 3월 한약저장학을 발간하고 이 책으로 강의한지도 만 8년이 흘렀다. 본인의 게으름으로 인해 개정을 차일피일 미루다 이제 서야 개정판을 출간하게 되었다. 나름대로 노력을 하였지만 부족한 점이 많아 향후 미진한 부분은 보완해 나갈 예정이며, 여러분들의 지속적인 질타를 기대한다.

　한약재는 동물, 식물, 광물, 균류 등에서 채취된 천연물의 일부분을 원형대로 건조, 절단 또는 가공하여 약물이다. 우리나라의 기후는 사계절로 구분되어 있으며 사계절마다 온갖 풀과 나무가 자란다. 그 중에는 사람의 몸을 보호하고 여러 가지 질병에 약이 되는 야생식물들이 많이 분포되어 있다. 옛날부터 우리 선조들은 일상생활에서 자생식물을 적절하게 이용할 줄 아는 지혜를 터득해왔다. 자연과 더불어 살면서 그 자연을 이용한 질병의 치료와 예방법을 통해서 건강유지와 장수를 누리는 방법을 연구해왔다. 최근 한약재 안전에 대한 관심이 높아지면서 가격보다는 안전한 한약재를 선택하기 원하는 욕구가 늘어나고 있다. 이에 따라 한약재의 안전성과 편의성에 대한 요구가 커지고 있는 현실이다.

　한약재 제조업체에서도 새로운 기술이 보급되면서 안전한 포장방법을 선택하는 등 새로운 시도들이 행해지고 있다. 이러한 기대에 부응하기 위해선 한약의 생산에서부터 유통, 저장, 관리에 이르기까지 안전성과 안정성이 확보되어야 한다. 새로운 개념과 신기술들이 많이 도입되어 안전성을 확보하기 위한 토대가 되는 것이 한약저장학이다.

　이 책의 내용을 살펴보면 한약저장의 개요, 한약저장에 영향을 미치는 요인, 변질과 유해성, 한약재의 변질과 이물질, 한약의 저장기간, 한약의 저장방법, 한약의 포장, 한약의 보관, 한약의 품질관리 등에 대해 서술하였다.

　이 책이 한약관련학과 학생들의 교재로서 또한 한약저장에 관심 있는 모든 분들께 도움이 될 수 있기를 간절히 바라며, 마지막으로 이 책을 출판하기 위하여 애써주신 보명북스 정태욱 사장님과 직원 여러분들의 노고에 깊은 감사의 뜻을 표한다.

2016년 2월

박진한 씀

목차 CONTENTS

제1장 한약저장의 개요
- Ⅰ 한약저장의 개념 • 3
- Ⅱ 저장기술의 역사 • 9
- Ⅲ 저장방법의 종류와 분류 • 12
- Ⅳ 한약저장의 필요성 • 15

제2장 한약저장에 영향을 미치는 요인
- Ⅰ 수분 • 22
- Ⅱ 온도 • 26
- Ⅲ 산소 • 28
- Ⅳ 효소 • 31
- Ⅴ 포장재 • 34

제3장 변질과 유해성
- Ⅰ 부패와 발효 • 37
- Ⅱ 저장에 관여하는 생물체 • 38
- Ⅲ 유해 미생물 • 41

제4장 한약재의 변질과 이물질
- Ⅰ 변질 • 57
- Ⅱ 변질예방 • 60
- Ⅲ 이물질의 종류 • 68

제5장 한약의 저장기간
- Ⅰ 저장기간의 종류 • 73
- Ⅱ 저장기간 표시방법 • 75

제6장 한약의 저장방법
- Ⅰ 건조 • 81
- Ⅱ 가열 • 92
- Ⅲ 통조림 • 97
- Ⅳ 레토르트 파우치 • 104
- Ⅴ 기체조성 변경 • 108

제7장 한약의 포장
  I 포장의 역할 및 기능 • 119
  II 포장의 재료 • 126
  III 포장재 첨가물질 • 137
  IV 포장재 개발동향 • 139

제8장 한약의 보관
  I 보관 장소 • 147
  II 한약의 저장관리 • 149

제9장 한약의 품질관리
  I 품질관리의 정의와 특성 • 155
  II 품질확보와 품질검사법 • 158

부록 1
한약재 안전 및 품질관리 규정 • 167

부록 2
한약재 제조 및 품질관리 기준 • 179

제1장
한약저장의 개요

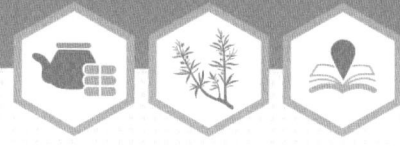

Ⅰ 한약저장의 개념 • 3

Ⅱ 저장기술의 역사 • 9

Ⅲ 저장방법의 종류와 분류 • 12

Ⅳ 한약저장의 필요성 • 15

제1장
한약저장의 개요

Ⅰ. 한약저장의 개념

　한약재를 채취한 후 적절한 보관은 품질의 손실을 막고, 유효성분의 함량을 유지하며, 해충과 감량을 방지하는 등의 목적을 위해서 꼭 필요한 사항이다. 더구나 한약재는 대부분이 천연물인 관계로, 천연상태의 각기 독특한 특성과 생활사를 가지고 있어 저장과 보관에 특별한 주의를 필요로 한다. 이렇게 함으로써 약효를 보증하고 유지할 수 있어 치료율의 향상을 기대할 수 있는 것이다.

　한약재 변질의 원인은 수분, 광선, 온도 등이 있고, 감량의 원인은 저장하는 동안 자연건조, 해충과 쥐의 피해, 취급 때의 손실 등을 들 수 있다.

　저장에 관하여〈천금요방(千金要方)〉에서는 "대체로 약재를 폭건(曝乾)하지 아니하고 바람과 일광에 오래도록 쬐지 아니하면 약성이 떨어지는 것을 숙지하라. 당장 사용하지 않는 약재는 모두 일기가 좋을 때 일광에 이를 쬐어서 바싹 마르게 하여 새로운 토기에 넣고 진흙으로 밀봉해 두었다가 사용 시에 꺼낸 후 즉시 나머지를 밀봉하여 바람이 들어가서 습기가 차지 않도록 하면 비록 오래두어도 새것이나 다름이 없다. 환제(丸劑)나 산제(散

劑)도 자기에 넣고 밀봉하여 공기가 새지 않게 하면 30년이 지나도 못쓰게 되지 않는다. 대개 저장법은 모두 지면에서 3~4척(尺) 아래로 깊이 묻으면 지하의 습기를 받지 않는다."고 하였다.

또 〈본초몽전(本草蒙筌)〉에도 이와 유사한 기록이 있는데 "무릇 약재를 저장함에 있어서는 항상 주의해야 한다. 만약 음건(陰乾), 폭건(曝乾), 화건(火乾) 등으로 습기를 완전히 제거하지 못하면 벌레가 먹거나 곰팡이가 나거나 썩어 버리게 되어 손해를 면치 못한다. 춘계나 하계에 비가 많이 내리면 습기가 차며 밤에는 쥐가 갉아 먹을 우려가 있으니 노력을 게을리 하지 말고 장마철이 되어 비가 오래도록 내리면 불을 피워 잘 말리든가 청명한 날에 일광에 말리든지 하여서 거친 것은 틀에 넣고 잔 것은 단지에 넣어서 저장한다."고 하였다.

또한 약용부위에 따라 저장방법을 달리하였다. 식물류의 과실과 종자는 밀봉한 그릇에서 저장하여 충서를 방지하며, 방향성이 없는 식물의 가지나 뿌리는 나무상자에서 저장하고, 방향성이 있는 화류 등은 석회그릇에 저장하여 습기로 인한 곰팡이 등의 피해를 받지 않도록 하였다. 동물류 약재는 홍건 후에 석회그릇에 저장하여 건조 상태를 유지함으로써 벌레와 부패를 막아야 한다. 광물류 약재는 대개 나무상자 안에 저장하는데, 이 중 망초와 붕사와 같이 밀폐된 그릇에서 습기를 피해야 하는 경우도 있다. 특히 독성약재는 마땅히 따로 저장하여 사고발생을 막아야 할 것이다. 특히 벌레와 습기에 쉽게 노출되는 약재는 때때로 검사하여 이상여부를 확인해야 할 것이다.

저장 전의 처리

저장 전에는 무엇보다도 충분히 건조시켜야 할 것이고 아울러 약물의 충란을 없애도록 한다. 花, 葉, 全草類와 휘발성 물질, 油脂 등이 들어있는 것은 20℃ ~ 30℃의 온도에서 건조시키고, 根莖, 根, 樹皮 등은 30℃ ~ 60℃의 온도에서 건조하는 것을 원칙으로 한다. 보통 해충과 충란을 없애기 위해 60℃의 온도에서 약물을 훈증하기도 한다.

 저온(低溫) 및 방습저장(防濕貯藏)

한약재의 저장에 있어 저온저장은 가장 이상적인 방법이다. 보통 -5℃를 유지하면 해충, 충란과 포자의 생성을 억제시킬 수 있으며, 약물의 변색을 방지할 수 있다. 일반적으로 10℃ 이하에서는 포자와 충란은 성장할 수 없다. 특히 當歸, 川芎, 白芷 등의 유류성분이 함유된 약재와 휘발성 또는 승화성 성분이 함유된 牧丹皮, 木香 등은 온도가 높아짐에 따라 그 함유된 성분이 발산되며 해충의 침범을 받기도 쉽다. 따라서 대부분의 약재는 일반적으로 건조된 상태에서 10℃ 이하에 저장하는 것이 좋다. 온도가 높고 조습한 지역에서는 창고온도를 25℃ 이하로 하기도 하는데, 이런 경우에는 특별히 통풍에 주의해서 약재의 건조된 상태를 유지하도록 한다. 대부분의 일반약재는 35℃까지는 현저한 변화가 일어나지 않는다. 그러나 쉽게 해충을 받는 人蔘, 黨蔘, 白芷, 當歸, 郁李仁, 胡桃仁 등은 서늘하고 통풍이 잘 되는 곳에 저장하도록 한다.

방습에는 건조가 기본적인 조건이다. 약재가 적절하게 건조되어 있다면 미생물에 의한 여러 가지 화학적인 변화가 일어날 수 없다. 그러나 일부 거래

되는 약재들의 경우에 수분이 약 10~20% 정도 함유되고 있으므로, 여름철 특히 장마철의 고온다습한 날씨에서는 곰팡이가 발생하고 부패하기가 쉽다.

건조된 상태에서 응용되어지는 모든 약재는 수분함량 10% 이하가 되도록 완전히 건조시킬 것이며 이러한 기준에 맞게 저장하도록 한다. 또한 저장 중인 약재도 항상 습도에 영향을 적게 받아 건조한 상태를 유지하도록 하는데 수분함량은 12% 이하를 유지하고, 기본적으로 창고의 습도는 20% 이하로 하는 것이 이상적이다. 특히 紅花, 金銀花 등의 花類나 荊芥, 蘇葉 등의 葉類와 龍膽, 細辛 등의 뿌리가 가는 약재는 손실되기 쉬우나, 완전히 건조시키면 그 형태를 그대로 보존할 수 있으며 해충의 침범도 피할 수 있다.

또한 약재에 따라 적절한 저장처리 방법을 선택해야 한다. 즉 川芎, 芍藥의 탕침(湯浸)은 함유된 전분의 경화(硬化)로 방습은 되나, 약성이 손실되기 때문에 시행하지 않는 것이 좋다. 따라서 완전한 방습을 위해서 자주 햇볕을 쬐어 주거나 화력을 이용하여 건조시켜 사용한다. 전통적으로 약재를 저장함에 있어서 철재보다 목재 그 중에서도 오동나무로 만든 용기를 최고로 쳤는데, 이는 오동나무가 습기의 침범에 강하기 때문이다.

3 차광저장(遮光貯藏)

약재가 직사광선에 쏘이면 쉽게 변색되어 효능이 감소된다. 특히 식물색소를 함유한 紅花, 紫草 등은 광선의 영향을 받아 약재가 퇴색되면서 약효가 감소하는 경우가 많으므로, 반드시 암실이나 옹기 또는 갈색 유리병에 넣어 저장하는 것이 좋다. 또한 산화작용을 일으키기 쉬운 약재는 밀폐된 용기에 넣어 저장하는 것이 좋다. 여기에 해당되는 약재는 花類, 葉類 등인데 주의를 요한다.

4 방충저장(防蟲貯藏)

약재가 해충을 피하기 위한 가장 좋은 방법은 견고한 용기에 넣어 차고 건조한 곳에 저장하는 방법이다. 해충은 온도 16~35℃ 사이, 상대습도 60% 이상, 약재 중 수분함량 11% 이상일 경우에 번식이 되므로 이를 잘 참작해야 한다. 따라서 충란에 오염되었거나 좀벌레 등이 침범하기 쉬운 약재는 저장하기에 앞서 화학약품 처리나 60℃ 이상의 온도에서 홍건(烘乾)하는 것이 좋다.

또한 태양이 강할 때 직사광선을 쬐게 함으로써 해충을 방지할 수 있다. 그러나 이런 경우 햇빛이 충분해야 하고 가끔 뒤집어 골고루 건조시키는 등의 철저한 관리가 필요하다. 만약 그렇지 않으면 오히려 온도만 높여주게 되어 해충의 활동을 촉진시켜 주는 결과를 초래하게 된다.

또한 약재 속의 충란을 제거해야 하는 등의 특수한 상황에서는 증기를 이용하여 약 80℃ 정도에서 10~20분간 처리하거나 끓는 물에 침포했다가 재차 폭건(曝乾)하는 방법을 쓰는데, 이러한 방법이 이용되기는 하나 살충 목적으로서는 비경제적인 것이 단점이다.

그 밖에 약품을 이용한 살충방법이 있는데, 예를 들면 인화늄 정제를 사용하는 방법 등이 있으나, 유독성 물질을 사용하는 관계로 상당한 주의와 숙련이 요구된다.

이상에서 말한 저장을 위한 내용을 정리하면, ① 실내가 완전히 건조되어야 하며, ② 통풍이 잘되어야 하고, ③ 직사광선을 피해야 하며, ④ 적당한 용기에 넣어 서늘한 곳에 저장해야 하는 점이 기본 조건이 된다.

또한 가능하면 -5℃ 정도의 저온저장, 12% 이하의 건조 상태 유지, 상대습도 20% 이하 유지 등이 가장 이상적인 저장방법이 되며, 창고는 건조와 통풍에 주의해야만 약재가 원래 가지고 있는 효능과 외관을 유지할 수 있다.

이 밖에 특별한 약재는 각각에 맞는 특수한 저장법을 쓴다. 예를 들면 〈본초몽전(本草蒙筌)〉의 "人蔘은 반드시 細辛과, 龍腦는 반드시 燈心과 함께, 麝香은 蛇皮로 싸서 두며, 硼砂는 綠豆와 함께, 生薑은 묵은 것을 택하여 모래 속에 저장하고, 山藥은 말린 후 재속에 묻어놓고, 沈香, 眞檀香은 잘 쪼개지므로 먼저 빗물이나 눈 녹인 물에 오래도록 담가놓았다가 종이로 여러 겹 포장을 하는 것이 좋다." 등의 방법을 이용하는 것도 하나의 방법이 되겠다. 기타 전통적인 여러 저장법은 고귀한 경험으로 인식하여 더 연구해야 할 것이다.

5. 밀폐저장(密閉貯藏)

용기 내에 밀폐시킴으로써 햇빛과 수분, 해충, 방향성 성분의 휘발을 방지하는 약재 저장법을 말한다. 여기에 해당되는 약재로는 熟地黃, 紫河車, 人蔘, 龍腦, 黃精, 枸杞子, 麝香, 硼砂 등이 있다.

6. 경험저장(經驗貯藏)

오랫동안의 경험의 결과 축적된 저장방법을 말한다.

① 두 가지의 약재를 같은 장소에 저장함으로써 상호제약을 통해 변질을 막는 방법을 말한다. 예를 들면, 澤瀉와 牧丹皮는 서로 같이 저장하면, 澤瀉는 해충의 피해를 받지 않고, 牧丹皮는 퇴색이 되지 않는다.
② 한 종류의 약물이 다른 종류의 약물을 자극하여 변질을 막는 방법을 말한다. 예를 들면, 花椒는 비린 냄새의 휘발성 물질을 함유하여 海龍, 海馬 등과 같이 저장하면 이들의 변질을 방지해준다.

③ 유독한 약재는 무독한 약재와 구분하여 따로 저장한다. 이는 착각으로 인한 중독을 방지하기 위함이다. 馬錢子, 生烏頭, 生半夏 등이 유독한 약재이다.
④ 방향성 약재는 일반약재와 따로 보관하여 휘발성 물질의 손실을 방지한다. 따로 보관해야 할 약재로는 薄荷, 荊芥, 丁香, 肉桂, 金銀花 등이 있다.
⑤ 黨蔘, 貝母, 黃芪, 當歸, 白芷 등 분성(粉性)이거나 육질이 많은 경우 또는 향이나 맛이 짙거나 단맛을 가진 경우는 충이 잘 생기므로 4월 말에서 9월 말까지 2~3회 방충작업을 하도록 한다.
⑥ 신선한 상태에서 응용되어지는 약재인 生地黃, 鮮蘆根, 鮮石斛, 生薑 등은 햇볕이 들지 않고 습기가 있는 모래 속에 저장해야 한다.

저장장소는 건조하고 통풍이 잘되는 곳을 선택하되, 방습과 방충이 용이한 장소여야 한다. 특히 방습을 필요로 하는 약재는 석회관 속에 넣어두고, 방향성 및 신미성의 약재는 토기 또는 주석 항아리에 밀폐해 두도록 한다.

저장된 약재는 가끔 검사하여 부패여부를 확인해야 한다.

Ⅱ 저장기술의 역사

인류가 사용한 가장 오래된 저장기술은 아마도 건조기술일 것으로 추정된다. 과실류나 먹다 남은 동물의 사체는 자연건조에 의하여 장기 보존될 수 있다. 불을 사용하여 굽거나 익히는 과정에서 수분증발이 일어나며 동시에 연기에 포함되어 있는 화학물질에 의하여 훈연효과가 일어나 미생물에 의한 부패를 막을 수 있다. 한반도를 중심으로 한 동북아 지역에서는 기원전 8000년경부터 원시토기문화가 시작되었으며 토기의 사용은 필연적으로 발효기술을 탄생시켰을 것으로 보인다. 기원전 6000년경에는 누룩에 의한 곡류 양조기술을 비롯하여, 바닷물이 든 항아리에 채소를 담가 발효시키는 침채가 김치의 원시형태로 만들어지고, 산 발효된 침채에 생선을 넣어 발효시킨 젓갈과 식해의 원시형태 등이 만들어졌을 것으로 판단된다. 중국 문헌에 기원전 3000년대의 요순시대에 이미 수많은 술이 만들어진 것을 보면 그 시작은 원시토기문화시대 중기에 한반도를 중심으로 동북아에서 일어난 발효문화에서 유래되었다고 볼 수 있다. 따라서 콩을 사용하기 시작한 기원전 2000년대에는 장류문화를 시작할 수 있는 발효기술이 충분히 성숙되었음을 알 수 있다.

서기 15~16세기에는 항해기술이 발전하여 장기간의 대륙 간 항해가 시도되었다. 이때 장기간 항해에서 사람들은 건조 저장한 음식에 주로 의존하게 되었는데 이로 인해 비타민 C 부족에 의한 괴혈병을 비롯하여 각종 영양결핍증으로 수많은 선원들이 사망하고 항해를 중단하는 경우가 자주 발생하였다. 이 문제를 해결하기 위하여 건조기술에 대한 연구가 크게 진전되었으며, 그 결과 과채류를 건조하기 전에 살짝 데침으로써 조직 속의 효소를 파괴하여 건조과정 중에 일어나는 비타민의 손실을 최소화할 수 있었다. 물론 이때까지 비타민은 알려져 있지 않았으나 사람들은 장거리 항해에서 데친 후 건조한 식품을 먹으면 괴혈병과 같은 영양결핍증이 많이 경감된다는 것을 알게 되었다.

1810년 파리의 식품제조업자 니콜라 아페르는 나폴레옹의 교지에 따라 식품을 장기 보존할 수 있는 병조림법을 제안하여 12,000프랑의 상금을 받아 통조림법의 공식적인 창시자가 되었다. 이런 연유로 가열 살균에 의한 통조림법을 아페리제이션이라고도 한다. 이때 아페르의 병조림을 검사한 사람은 게이 뤼삭인데 그는 병조림 속에 공기가 없는 것을 발견하고 식품의 변질은 공기에 이한 것이라고 주장하였다. 그러나 1846년 파스퇴르가 미생물을 발견한 후 발효와 부패는 미생물에 의한 것임이 밝혀진다.

통조림시대가 시작되면서 통조림과 소시지에서 발생하는 보툴리눔 독소로 인하여 많은 희생을 치르게 된다. 이 독소를 생산하는 클로스트리디움 보툴리눔(Clostridium botulinum)은 포자 형성균으로 100℃ 이상으로 가열하여도 살아남을 수 있는 내열성 세균이며 혐기성 세균으로 통조림에서 생육하기 좋은 조건을 가지고 있다. 이 균은 육제품이나 유제품 같은 저산성 식품 통조림에서 잘 자라며 생성된 독소는 대단히 맹독성으로 섭취 후 1일 이내에 중추신경 마비로 급사하게 된다. 통조림 제조기술은 주로 이 세균을 방제하기 위한 기술로 발전하였으며 내열성 세균이 초기 균수의 10^{-12}로 감소하는 가열조건을 충족하도록 하고 있다.

18세기에서 19세기 초까지 유럽에는 폐결핵이 국가병으로 간주될 정도로 만연하였으며 이것은 주로 우유를 통해 감염되었다. 소의 결핵이 생우유를 마신 사람에게 전염된 것이다. 파스퇴르의 미생물 발견 이후 이 사실을 알게 되었으며 우유를 68℃ 이상으로 가열하여 이 균을 사멸하도록 한 것이 저온살균 기술이다. 그러나 이 방법이 소개되자 소비자들은 우유 제조업자들이 팔다 남은 변질된 우유를 다시 가공하여 판매하는 것이라고 의심하여 저온살균 우유에 대한 불매운동이 일어났다. 유럽에서 이 오해가 풀리는데 50여 년 간의 교육 홍보가 필요하였다고 한다.

인간은 오래 전부터 냉장의 효과를 알고 있었으며 얼음을 이용한 냉장기술은 우리나라 서울의 서빙고, 동빙고 등에서 볼 수 있다. 그러나 인공 냉동기의 시작은 1790년 영국의 해리스와 롱이 최초의 냉동기 특허를 받은 것에서 비롯된다. 그러나 그 내용은 정확히 알 수 없으며 1834년 야콥 퍼킨스가 에테르를 냉매로 사용한 수동식 압축식 냉동기 특허가 알려져 있다. 오늘날 많이 사용하는 암모니아 냉매를 이용한 냉동기는 1875년 린드

박사에 의하여 만들어졌으며, 1930년대에야 비로소 프레온을 냉매로 사용하는 가정용 냉장고가 미국에서 보급되기 시작하였다. 미국에서 1가구에 1개 이상의 냉장고가 보급된 것은 1960년대이며, 우리나라는 1980년대에 가정마다 냉장고가 보급되어 콜드체인의 완성이 이루어졌다.

그러나 콜드체인에 의한 냉장식품은 대단히 많은 에너지를 소모하는 저장방법이므로 고유가 시대에는 부담스러운 방법이다. 이를 해결하기 위한 차세대 저장방법으로 대두되는 것이 방사선 조사 기술이다. 방사선 조사 기술은 지금까지 알려진 가장 깨끗하고 경제적인 저장방법이다. 방사선 조사 기술은 그동안 많은 논란이 있었고 세계적인 연구가 진행되었다. 1980년 FAO/WHO 공동 연구발표로 10kGray 이하의 모든 방사선 조사는 인체에 아무런 영향을 주지 않는다고 공인하였다. 1997년에는 FAO/WHO 합동 전문가회의에서 70kGray 수준까지 조사하여도 관능적 품질을 떨어뜨릴 뿐 인체에 유해한 물질이 발생하지 않는다는 결론에 도달하였다. 아직은 소비자들의 선입견 때문에 방사선 조사 기술이 잘 받아들여지지 않고 있다.

Ⅲ 저장방법의 종류와 분류

저장방법은 그 작용기전에 따라 화학적 방법, 생물학적 방법, 물리적 방법으로 구분할 수 있다.

화학적 방법은 당절임, 산절임, 염장, 훈연, 보존료, 항산화제의 사용 등으로 변질되기 쉬운 재료에 설탕, 유기산, 식염, 연기, 화학 항균제 및 항산화제 등을 첨가하여 보존성을 높이는 방법이다. 당절임은 설탕의 강력한 수분 결합력에 의하여 수분활성도를 낮춤으로서 미생물의 생육을 억제한다.

산절임은 식초에 담가두어 미생물의 생육을 막는 방법이다. 염장은 동양사회에서 가장 보편적으로 사용되어 온 전통 저장방법으로 식염의 강력한 수분결합력으로 수분활성도를 낮춰 미생물의 생육을 억제하거나 사멸시키는 방법이다.

생물학적 저장방법은 미생물의 작용에 의하여 알코올, 유기산, 기타 항균물질을 자체적으로 생산함으로써 저장성을 향상시키는 방법이다. 최근에는 발효과정에서 일부 미생물들이 생산하는 항균물질인 박테리오신의 역할도 알려지고 있다.

현대의 산업화 저장 기술의 대부분이 물리적 저장방법에 속한다. 열처리, 방사선 조사와 같이 에너지 수준을 일시적으로 높여 미생물을 사멸하는 방법, 냉장 냉동과 같이 온도저하에 의한 방법, 농축, 건조와 같이 수분의 제거에 의한 저장방법, 포장재를 사용하여 산소, 습도, 광선을 차단하거나 조절하여 저장성을 높이는 방법 등이 있다.

저장에서 가장 중요한 것은 미생물의 통제이므로 미생물학적 관점에서 저장방법을 두 가지로 나누어 볼 수 있다. 첫째로 미생물을 파괴하여 제거하는 살균법 또는 제균법으로 통조림과 같은 열처리 공법, 방사선 조사 방법, 여과막을 써서 미생물을 제거하는 방법, 과산화수소나 염소와 같은 화학물질을 첨가하여 균을 사멸하는 방법 등이 있다.

둘째로 미생물의 생육을 억제하는 정균법이다. 여기에는 식품 중의 수분활성도를 낮추어 미생물의 생육을 억제하는 건조, 농축, 염장, 당절임 등이 있으며, 식품의 pH를 낮추어 미생물을 자라지 못하게 하는 산절임 등이 있고, 산소를 제거하여 호흡률을 낮추는 controlled atmosphere(CA) 또는 modified atmosphere(MA) 저장과 탄산가스의 농도를 높이는 CO_2 저장 등이 있다. 또한 보존료나 유기산, 알코올, 아질산염 등 항균성 화학물질을 첨가하는 것도 미생물 생육 억제법에 속한다.

대부분의 물리적 저장방법은 원료의 품질을 저하시킨다. 예를 들어 가열살균은 조직을 지나치게 무르게 연화시키며, 클로로필, 안토시아닌 같은 천연색소를 파괴하며, 향미를 변화시키고 비타민과 같은 영양성분을 파괴한다. 건조방법 역시 조직을 단단하게 경화시키며 물을 다시 흡수 복원하기 어렵게 만들며 색깔의 변화와 향미의 변화를 수반한다.

대개의 저장방법은 저장 중에 일어나는 물리화학적 변화를 막지 못한다. 예로서 -18℃에서 저장하는 냉동과정에서도 변화의 속도는 늦지만 지방의 산화, 비타민 C의 함량 감소, 단백질의 불용성화 등이 계속 일어난다. 따라서 어떠한 저장방법도 원료의 신선도를 향상시킬 수 없다. 그러므로 신선한 원료를 사용하는 것이 고품질의 저장 상태를 만드는 선결조건이다.

물리적 저장방법과는 달리 발효에 의한 생물학적 저장방법은 원료와는 다른 품질의 상태를 만든다. 발효과정에서 미생물의 작용에 의하여 각종 비타민이 합성되며, 새로운 향미성분과 생리활성물질들이 생성된다. 또한 발효과정에서 생성되는 유기산, 알코올, 탄산가스 및 박테리오신과 같은 물질들은 강력한 항균물질로써 자체의 저장성을 향상시킨다. 따라서 미생물 오염을 방지하는 밀폐포장이 필요하지 않다.

서양사회에서 발전시킨 물리적 저장방법은 에너지 수요가 크고 철저한 포장을 해야 하므로 자원의 낭비가 크며 먹고 남은 포장재 폐기물은 환경오염을 일으키는 주범이 되고 있다. 이러한 문제를 해결하기 위해 우리가 전통적으로 사용해 온 발효에 의한 생물학적 저장기술을 연구 발전시킬 필요가 있다. 최근의 생명공학 기술의 발전은 생물학적 저장기술의 획기적인 발전을 가능하게 하고 있다.

Ⅳ. 한약저장의 필요성

　한약저장학이란 한약의 품질이 일정한 저장 기간 동안에도 변하지 않게 보존하는 방법을 연구하고 그 저장기간을 효율적으로 연장하도록 연구하는 학문이다. 저장기간은 다른 말로 저장수명, 품질수명, 유통기간, 보존기간, 상미기간이라고도 표현하며, 그 의미는 국내에서는 한약이 생산에서부터 복용할 수 있는 품질 수준까지 유지되는 기간으로 정의되고 있으며, 외국에서는 the time between the production and package of a product and the point at which the product first becomes unacceptable under defined environmental conditions(포장된 제품이 생산된 시간과 그 제품이 정해진 저장 조건에서 처음으로 섭취할 수 없게 될 시점까지의 기간 차이)이라고 정의하고 있다.

　이러한 한약저장학을 학문적으로 그리고 실용적으로 연구하는 이유는 크게 다음의 몇 가지로 요약 될 수 있다.

1. 새로운 가공방법의 개발

　생활의 변화에 따른 다양한 가공제품의 개발은 상업적 판매를 위하여 최소한의 저장 기간을 요구하고 있다. 아무리 좋은 품질을 가진 가공제품이라고 유통과 저장 및 판매에 필요한 최소한의 저장 기간을 갖지 못한다면 그 제품의 개발 및 대량 생산은 어렵게 된다. 어떤 제품의 저장 기간이 만약에 30일이라고 한다면 유통 및 판매 그리고 회수에 필요한 기간이 40일이라면 이 제품의 개발은 어려워지게 되는 것이다. 실례를 들면 참기름처럼 대량 생산이 되는 제품이 있는가 하면 들기름은 그 뛰어난 시장성에도 불구하고 저장성이 낮기 때문에 대량 생산된 제품이 광범위하게 이용되지 못하고 있다.

따라서 저장 기간을 늘릴 수 있다면 그 동안 대량 생산이 어려웠던 많은 제품들의 대량 생산이 가능해 질 것이다.

 ## 2 새로운 포장재의 개발

과거에는 장마철처럼 습기가 높은 조건에서는 조직감이 요구되는 과자 같은 제품의 저장이 매우 어려운 경우가 있었다. 그러나 최근에는 제품의 품질 보존에 적합한 다양한 포장재들이 개발되어 재품의 저장기간을 증가시킬 수 있어서 소비자의 다양한 제품에 대한 접근성이 높아지고 있다. 따라서 포장재의 개발뿐만 아니라 제품에 적합한 포장재의 선택을 위해서는 저장학에 대한 연구가 체계적으로 필요하다.

 ## 3 제품 개발기간의 단축요구

일반적으로 최근 한방제품의 개발 기간은 6개월을 넘지 않는 것이 보통일 정도로 매우 신속하게 이루어지고 있다. 그런데 개발된 제품의 저장기간을 실제로 실시간으로 실험하여 정한다면 제품의 개발 및 출시에 많은 지장을 주게 된다. 따라서 저장성 가속 실험 및 저장성 예측 실험과 같은 다양한 저장성 측정 방법을 개발하고 이를 효과적으로 적용하는 것이 가공식품 개발에 중요한 요소로 등장하고 있다.

저장 기간과 비용과의 관계 최적화의 필요성

한약의 저장 기간을 증가시키는 가장 기본적인 이유는 기업의 입장에서는 저장기간 증가를 통해 기업의 이익을 극대화할 수 있기 때문이다. 그러나 저장기간을 증가시키기 위해서는 저장조건 및 포장방법 개선에 비용을 지출해야 함으로 저장기간 증가로 발생하는 이익과의 손익을 충분히 고려해야 한다. 또한 일부 업체에서 나타나는 과포장은 불필요한 비용을 증가시키고 환경오염은 물론이고 소비자의 제품 이용에 불편을 주는 경우가 있으므로 효율적인 포장은 매우 중요하다. 더구나 저장 기간 자율화와 연관되어 한약저장학의 중요성은 점차 강조되고 있다.

제 2 장
한약저장에 영향을 미치는 요인

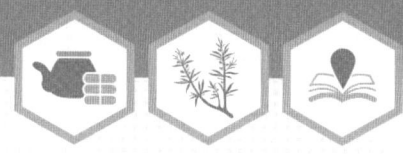

Ⅰ 수분 • 22

Ⅱ 온도 • 26

Ⅲ 산소 • 28

Ⅳ 효소 • 31

Ⅴ 포장재 • 34

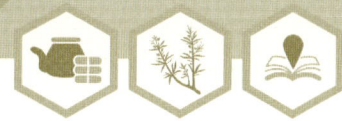

제2장
한약저장에 영향을 미치는 요인

한약재 성분의 종류 및 가공방법 그리고 이를 포장하는 포장재의 종류 및 포장방법 그리고 저장하는 환경조건 등이 한약재의 저장에 영향을 미치는 중요한 요인이라고 할 수 있다.

 1 함유성분

한약재의 성분 특성 특히 수분함량, 산도, 지방, 탄수화물, 염류의 함량 정도에 따라 한약재의 저장기간은 달라질 수 있다. 특히 수분의 경우 한약재의 화학적 미생물학적 반응에 중요한 영향을 미치는 경우가 많으며 건조 후에 저장 기간이 늘어난다.

 2 포장재

오랜 시간 동안 포장재는 단지 한약재를 둘러싸고 수송을 편리하게 해주는 역할로 인식되어 왔으나 현재는 외부 충격으로부터 한약재의 물리적 특성을 지켜주고 저장기간을 증가시켜 주는 단계에서 포장재의 안전성에도 관심을 갖는 단계로 발전하고 있다. 최근에는 다양한 기능성 포장재의 개발로 한약재의 품질 및 저장 기간 그리고 소비자의 이용 편리성도 크게 높이고 있다.

3 환경적 요인

한약의 저장기간은 함유성분의 특성 및 포장재의 종류는 물론이고 제품이 놓여 있는 환경에 많이 좌우되고 있다. 온도, 수분, 산소, 햇빛 등은 포장방법 및 포장재에 따라 일부 완화될 수는 있으나 한약재 저장에 미치는 영향은 무시할 수 없으며 특히 온도의 경우는 더욱 그러하다 할 수 있다.

I 수분

한약재에 있어서 수분은 다른 탄수화물, 지방 그리고 단백질과 함께 매우 중요한 성분으로서 한약재의 품질에 많은 영향을 주고 있다. 또한 미생물이나 여러 화학 반응의 촉매제의 기능을 할 수 있기 때문에 한약재에 적합한 수분의 함량을 유지하는 것이 매우 중요하다고 할 수 있으며 수분의 일반적 특징은 다음과 같다.

① 수분은 대부분 한약재 총 질량의 60~95%를 차지하고 있다.
② 수분은 크게 액체, 고체, 기체의 세 가지 상태로 존재하고 있다.
③ 수분은 온도를 일정하게 조절하고 영양분 및 분비물 수송의 역할을 수행한다.
④ 화학 반응의 주체 및 중간 역할로서 한약재의 여러 화학 반응에 중요한 역할을 한다.

수분의 종류

　수분의 종류는 결합하는 물질의 종류 및 그 운동성에 따라 자유수와 결합수로 나누어질 수 있다.

(1) 결합수

　한약의 구성 성분인 단백질, 전분과 결합하여 있는 수분을 결합수라고 한다. 이것은 -40~-30℃에서도 동결이 잘 안되고, 이동성도 없고 다른 물질에 대한 용매로도 이용되지 않아서 미생물의 번식이나 한약재 성분 간의 화학적 반응에 관여하지 않는다.

(2) 자유수

　결합수와 반대로 자유수는 이동성도 있고 다른 물질에 대하여 용매로 이용될 수 있기 때문에 한약재 저장에 밀접하게 영향을 주고 있다. 한약재에서 자유수의 함량을 수분 활성도(Aw)라는 용어로 결합수와 구분하여 표기하기도 한다.

 수분의 결합 특성

　수분은 다른 물 분자와 수소 결합을 하고 있으며, 수소 원자가 양전하를 띤 상태에서 주위의 다른 음전하를 띤 원자와 결합하는 형태를 이루고 있다. 이러한 수소 결합은 공유 결합이나 또는 이온 결합에 비해 매우 약하며 이러한 특징의 수분의 여러 가지 역할과 매우 밀접한 관련을 가지고 있다.

(1) 얼음(고체)의 특성

　고체의 형태로 존재하는 모든 물 분자는 4개의 다른 물 분자와 결합하고 있으며, 모든 2개의 산소 분자 사이에는 반드시 1개의 수소 분자가 위치하고 있다. 이러한 규칙성 및 정렬성은 모든 산소 분자 사이의 거리는 2.76Å이고 수소-산소-수소 각도는 109°라는 사실에서 더욱 명확히 보여주고 있다.

(2) 물(액체)의 특성

고체에 비하여 액체 상태의 수분은 결정 구조가 부서져 있으며 물 분자가 가까이 결합된 상태로 얼음에 비하여 주위에 따라 큰 영향을 받는 유연한 구조라고 할 수 있다. 액체 상태에서도 수분은 일정한 정도의 수소 결합을 유지하며 이 결합은 매우 역동적이어서 결합과 깨짐을 반복하지만 일정한 정도를 유지하며 결합 정도는 온도에 따라 좌우된다.

(3) 수증기의 구조

에너지를 가하면 수분의 수소 결합은 끊어져 수증기가 되며 기화되게 된다. 따라서 수소결합의 정도와 결합과 깨짐의 정도에 따라 수분의 고체 액체 기체의 형태가 결정된다고 할 수 있다.

한약재에서 수분의 저장학적 의미

수분의 존재 여부에 따라 한약재의 화학적 그리고 미생물학적으로 저장기간에 많은 영향을 받게 된다. 특히 자유수 함량의 증가는 여러 화학적 미생물학적 반응을 증가시켜 한약의 저장기간을 감소시킨다. 그러나 저장기간을 증가시키기 위해서 수분을 제거하면 한약재의 물리적 성질 즉, 조직감에 큰 영향을 미치게 된다. 따라서 수분의 적절한 조절은 한약재의 저장기간 향상에 큰 영향을 미치게 되고 이러한 영향이 나타나는 이유는 다음과 같다.

(1) 화학적 의미

수분은 화학변화에 있어서 용매 또는 성분들의 운반체로서의 기능을 수행하고 있으며, 수분 그자체가 직접 반응 성분으로서 화학적 변화를 유발할 수 있다.

(2) 물리적 의의

탈수나 건조 과정을 통한 수분 함량의 변화는 한약의 조직, 밀도, 기타 물리적인 구조의 변경을 유발한다.

(3) 미생물학적인 의의

수분 특히 자유수는 미생물들이나 독성성분의 생성, 미생물들의 성장과 직접 연관되어 있어 한약재의 고전적 의미에서의 변질을 촉진하게 된다.

(4) 경제적 의의

수분 함량은 한약재의 중량을 감소시키고 이는 제품 수송비를 절감하고 위에서 언급한대로 저장 기간을 증가시키는 경제적 효과를 줄 수 있다.

(5) 영양학적 의의

한약 중의 많은 영양 성분들, 특히 비타민 B, C 그리고 일부 단백질, 아미노산들이 수용성의 형태로 존재하고 있으나, 한약의 수분함량이 변함에 따라 형태와 성질이 변하여 일부 영양학적인 가치가 떨어 질 수 있다.

II 온도

일상생활에서 한약의 저장에 가장 큰 영향을 주는 요인 중의 하나가 저장 온도라고 할 수 있다. 저온저장을 하게 되면 한약의 화학적 변화 그리고 미생물학적인 변질 그리고 호흡 및 증산 작용 등을 억제하게 되어 저온저장이 저장방법 중 가장 우수한 방법으로 간주되고 있다. 그러나 그 효과는 냉장에서 얻는 것이며 냉동과정으로 얻는 효과와는 무관하다고 볼 수 있다. 왜냐면 냉동 시 발생하는 수분의 동결은 여러 부정적인 영향을 줄 수 있기 때문인데 그래서 최고의 저온저장은 얼기 바로 직전이라고 말하는 것이다.

1 냉동의 부정적 영향(-5℃)

냉동과정은 한약의 중요한 성분인 수분의 얼음 형성을 초래하고 이는 수분의 부피 증가를 가져와 한약에 다음과 같은 부작용을 유발할 수 있다.

(1) 반응 속도의 변화

동결은 한편으로는 저온을 통하여 반응 속도를 낮추고, 다른 한편으로는 동결 농축으로 인한 거대 분자의 접근을 통한 반응 속도 증가가 일어날 수 있다. 대표적인 현상으로는 ascorbic acid 산화, lipid 산화 등이 일어날 수 있으며 동결로 인한 반응 속도의 증가는 동결점보다 몇 ℃ 아래서 진행된다.

(2) 색 또는 향기의 손실

색이나 향은 냉동저장 중 안정성이 많이 떨어진다. 예를 들면 녹색의 클로로필은 Mg^{2+}의 상실로 페오피틴으로 변하여 갈색을 띠는 경우가 있으며 카르테노이드 등의 색소도 냉동 중에는 쉽게 퇴색하는 경우가 있다.

2 가열에 의한 변질

　미생물을 살균하거나 효소작용을 억제하기 위해 한약재를 가열하게 되는데 온도는 가열매체의 온도에 도달할 때까지 계속 상승하게 되며, 한약재의 온도가 상승하면 내부에서 여러 가지 반응이 활발하게 일어난다. 하지만 목표로 하는 살균이나 효소파괴만 일어나는 것이 아니라 원하지 않는 성분의 변화나 각 성분 사이의 반응으로 인해 품질이 변화하고 신선도가 떨어지게 된다. 한약재 중의 탄수화물, 단백질, 지질, 비타민뿐만 아니라 색소나 약리성분 등 특수성분도 온도 상승에 따라 변화한다. 이에 따라 한약재의 약리성분, 색깔, 풍미, 물성 등의 변화가 일어나 질적 저하가 초래되므로 이에 대해 주의를 기울여야 하고, 이러한 품질 변화를 최소화가기 위해 여러 가지 비가열처리 기술이 적용되어져야 한다.

(1) 탄수화물의 변화

　탄수화물 중에서는 당류는 단독으로 또는 다른 성분과 상호 반응하여 갈변을 일으키거나 이취를 생성하는 품질저하를 유발한다. 당류가 단독으로 반응하는 대표적인 변질의 예로서 캐러멜화를 들 수 있다. 또한 아미노산, 아민류, 펩타이드, 단백질 등 질소화합물이 공존하는 경우 상호반응에 의해 갈변반응, 즉 마이얄 반응 또는 아미노카보닐 반응이 잘 일어난다. 또한 전분이 수분과 함께 존재하는 경우 가열을 통해 호화가 일어난다.

(2) 단백질의 변화

　단백질을 가열하면 응고되어 구조가 바뀌는 변성이 일어나면서 점도 증가, 용해도 증가, 생리활성의 변화, 색의 변화, 소화성 향상, 점탄성 구조의 형성, 항산화성의 증가, 활성기 노출로 인한 반응성 증가 등이 일어난다. 또한 가열에 의한 마이얄 반응에 의해 필수아미노산의 손실도 일어난다.

(3) 지질의 변화

지질을 가열하면 산화로 인한 산패가 일어나 불쾌한 냄새와 맛을 부여할 뿐만 아니라 중합 등의 반응으로 분자량이 큰 이중체, 삼중체 등의 중합체나 고리형 화합물이 형성되고, 섭취할 경우 소화기관의 자극, 내장기관의 비대화, 성장억제 등이 일어날 수 있다.

(4) 비타민의 변화

지용성 비타민은 가열하면 손실이 있지만 보통의 조건에서는 안정하다. 수용성 비타민은 종류와 가열조건에 따라 손실이 크게 달라진다.

(5) 색 또는 향기의 변화

녹색의 클로로필은 가열에 의해 Mg^{2+}을 잃고 페오피틴으로 변하여 퇴색되며, 카로테노이드는 지용성이고 산소나 빛에 불안정하여 변색되지만 가열에는 비교적 안정하다. 가열에 의해 여러 가지 향기가 발생하는데 이 가열 향기는 주로 마이얄 반응에 의해 생성되고, 그 밖에 지질의 분해나 유황화합물 등의 열분해에 의해 생성되기도 한다.

III 산소

한약재를 구성하는 성분 중 지질을 비롯한 향기성분들이 산소에 의하여 산화반응을 일으키며 이러한 변화는 품질에 상당한 영향을 미친다. 따라서 한약재의 변질을 억제하고 저장성을 높이기 위해서는 지질의 산패와 관련된 변화과정에 영향을 미치는 요인들을 관리할 필요가 있다.

1 지질의 산화

지질을 많이 함유하고 있는 한약재는 저장 중에 화학적·미생물학적 여러 가지 원인에 의하여 불쾌한 냄새와 맛을 형성하여 그 품질이 저하되는 경우가 있는데, 이러한 지질의 변질은 산패에 의하여 일어나는 경우가 대부분이므로 지질의 변질을 산패와 동일하게 취급하는 경우가 많다. 지질의 산패를 일으키는 원인으로는 여러 가지가 있으나, 대체로 다음과 같은 4가지로 나눌 수 있다.

첫째는 수분, 산·알칼리, 지질 가수분해효소인 라이페이스에 의하여 중성 지질이 지방산과 글리세롤로 분해되어 불쾌한 냄새나 맛을 형성하여 변질되는 가수분해에 의한 산패이다. 둘째는 지질 성분들이 산화에 의하여 산패되는 경우인데, 자동 산화와 가열 산화의 2가지가 있다. 셋째는 식물성 유지는 산화적 산패가 일어나기 전에 불쾌한 냄새와 맛을 나타내는 경우가 있는데, 이러한 현상을 향미변화 혹은 변향에 의한 산패라고 한다. 마지막으로 지질이 외부의 바람직하지 않은 냄새를 흡수하여 산패하는 경우가 있다.

한편, 유지의 산패는 산화에 의한 산패와 비산화적 산패로 크게 나눌 수 있다.

산화에 의한 산패는 지질이 산소를 흡수함으로써 일어나는 산패를 말하며, 이것은 생화학적 산패와 비생화학적 산패로 나누어진다. 생화학적 산패는 주로 리폭시제네이스에 의한 불포화 지방산의 산화를 말하며, 헴 화합물이나 클로로필 등의 산화촉진제에 의한 지질의 산화도 여기에 포함된다. 비생화학적 산패는 생화학적 물질과 무관한 자동 산화에 의하여 일어나는 것이다.

비산화적 산패는 산화에 의하여 일어나는 것이 아니며, 이것은 가수분해에 의한 산패와 케톤에 의한 산패로 나눌 수 있다. 가수분해에 의한 산패는 중성지질이 가수분해에 의하여 변질되는 것을 지칭하고, 케톤에 의한 산패는 저급 지방산을 함유한 지질이 변질되는 경우인데, 미생물의 작용에 의하여 메틸 케톤이 생성되어 불쾌한 냄새의 원인이 되는 것이다.

2 정유성분의 산화

감귤류의 정유성분은 테르펜계의 탄화수소가 자동 산화하고 중합, 가수분해, 수지화 등으로 알코올, 케톤, 에폭사이드, 과산화물이 생성된다.

3 비타민류의 산화

비타민 A의 자동 산화는 고리구조의 불포화 부위에서 일어나고, 그 부위에 산화 가교가 생성된다. 비타민 C는 탈수소되어 L-dehydroascorbic acid가 되고, 다시 탈수가 일어나게 된다. 비타민 E는 순수한 상태에서는 안정하지만 불포화지방산과 공존 시에는 불포화지방산의 산화과정에서 생기는 유리기에 수소가 관여하여 안정화됨과 동시에 자신은 산화하는 것이다.

4 천연색소의 산화

카로틴은 공액 이중결합으로 결합되어 탄화수소로 되어있기 때문에 자동산화가 쉬우며, 산소 흡수량도 시간에 따라 커진다.

Ⅳ 효소

효소는 단백질의 일종으로서 생화학 반응이나 화학 반응의 속도를 촉진(10^{10}~10^{20}) 증가 시키는 역할을 하고 있으며, 특히 한약의 저장 중 품질 변화를 유발하는 경우가 많이 있으나 가공 중 열처리 과정을 통하여 많은 효소의 활성을 억제할 수 있어 열처리를 한 한약재의 경우는 그 중요성이 높지 않으나 한약 원재료나 최소 가공을 거친 한약에는 중요성이 매우 높다. 이 처럼 효소는 온도 특이성을 갖고 있으며 낮은 온도에서도 활성을 지니고 있어서 냉동 및 냉장 제품 변질의 중요한 원인이 되고 있다.

1 저장 중 중요한 효소의 작용

한약의 저장 중 작용하는 효소 중에서 탄수화물 및 지방의 분해 효소가 중요한 위치를 차지하고 있다. 효소의 기능에 변화를 주는 외적 환경은 온도, pH, 그리고 수분 활성도이라고 할 수 있다. 효소의 최적 온도 조건은 30~40℃이고, 극한 산성 및 염기성은 단백질의 변성을 초래해 효소의 활성을 떨어뜨리게 된다. 수분 활성도도 어느 정도 효소의 활성에 영향을 미치게 되는데 이는 수분의 물질 이동성에 기인한다고 볼 수 있다. 자유수가 증가하면 반응 물질의 이동성이 증가하여 반응 물질들 간의 접촉 기회를 주어서 효소의 활성에도 도움을 주게 된다. 그러나 냉장의 경우처럼 수분 활성도가 낮아도 효소의 활성은 어느 정도는 유지하게 되므로 건조나 냉장/냉동이 효소의 활성을 줄여줄 수는 있으나 완전히 막을 수는 없다고 할 수 있다.

2 산화효소에 의한 갈변

　한약재를 수확하거나 저장과정에서 기계적 손상 또는 생리적 손상이 발생하면 급속도로 갈변현상이 진행되는 경우가 있다. 이러한 갈변반응은 외관과 풍미를 변화시킬 뿐만 아니라 한약재 내의 유용성분들을 감소시켜 상품가치를 저하시키게 된다.

 ## 3 지질산화효소에 의한 변질

　지방산의 산화는 한약재의 풍미를 심각하게 변질시키고, 유독성을 나타낼 수 있으므로 주의하여야 한다. 열처리를 하지 않거나, 처리 정도가 낮은 한약재는 저장 중에 산화반응이 일어나 풍미가 변화하게 된다. 이는 주로 지질산화효소에 의한 것으로 가수분해효소인 라이페이스는 중성지질을 분해하여 산화되기 쉬운 지방산을 유리시키고, 산화효소인 리폭시제네이스는 지방산 및 에스터를 산화시킨다. 이 효소들은 식물체에 널리 존재하며, 리폭시제네이스는 콩과 식물에서 높은 함량을 보인다.

 ## 4 가수분해효소에 의한 변질

(1) 탄수화물 분해효소

　일반적으로 곡류의 발아과정에서 다양한 탄수화물 분해효소가 발현되어 당 함량의 증가 등 많은 생리적 변화를 유발하는 것으로 알려져 있다. 수확된 건조 곡류의 경우는 크게 효소적인 변화가 없지만, 미생물의 오염 등을 통해 효소작용이 일어날 수가 있다.

과채류의 경우에는 수분함량이 높으므로 곡류에 비해 더욱 많은 변화가 일어날 수 있다. 펙틴은 매우 다양한 탄수화물로 이루어져 있으며 과실류의 표면을 구성하거나 구조 역할을 하고 있다. 저장 중 외부 충격이나 저장 기간 과다로 인하여 펙틴 분해효소가 활성을 띠게 되면 과실류의 부패나 조직 변화를 유발하게 된다. 펙틴 효소가 활성화되면 과실류의 표면을 이루고 있는 중요한 성분인 펙틴이 효소에 의하여 결합력이 약해지면서 조직감이 상실되고 와해된 부분을 통하여 미생물 등의 침입으로 부패가 촉진된다.

(2) 지질 분해효소

한약재에 존재하는 지질은 고유한 특징 때문에 높은 열량에도 불구하고 없어서는 안 될 성분이다. 그런데 이러한 지질은 산소를 만나거나 고온에 놓이게 되면 산화 과정을 거쳐 산패를 유발한다. 그런데 이러한 산패 과정에서 산소나 온도에 못지않게 중요한 역할을 하는 것이 바로 지질 분해효소이며 그 중에서도 리파아제나 리폭시제네이스 등이 대표적이라고 할 수 있다. 리파아제는 지방산과 글리세롤의 에스터 결합으로 형성된 트리글르세라이드의 에스터 결합을 절단하여 지방산으로 분리함으로서 지방 산화 반응을 촉진하는 역할을 하며, 리폭시제네이스는 지방의 산화 과정을 촉진하는 역할을 하며 한약에 향 또는 조직감에 부정적인 변화를 주며 고도 불포화 지방산의 산화에 의한 영양학적인 변화를 유발할 수도 있다.

V 포장재

포장재는 과거에는 단순히 한약을 담는 용기로서의 역할 그리고 단순히 오염 물질로부터 제품을 분리하는 역할을 하는 정도로 인식되어 왔다. 포장 재료로는 플라스틱, 종이, 금속, 유리 그리고 여러 재료를 혼합하여 만든 복합 다층 재료가 있으며 플라스틱이 가장 광범위하게 사용되고 있다.

고부가가치 한방제품 개발, 기능성 포장재의 개발, 한약재의 수출 산업화, 환경오염 문제 등으로 한약에서의 포장재의 역할이 다시 인식되고 있다. 한방 제품의 부가가치 상승은 이를 포장하는 재료의 고급화를 촉진하고 있다. 포장재의 발전이 우리 생활에 영향을 준 한 가지 쉬운 사례로는 장마철에는 눅눅해지는 품질 변화 때문에 어려움을 겪었던 스낵 과자류의 경우라고 할 수 있다. 알루미늄을 스낵류의 다층 필름으로 사용하면서 그러한 문제를 최소화 한 것은 포장재의 발전이 제품의 효용성을 높이는 사례이며, 포장재에 대한 추가적인 연구 및 개발 그리고 한약재에 적합한 포장재의 적용 등으로 한방 산업의 부가가치를 높일 수 있어 포장재에 대한 관심이 매우 필요한 실정이다.

제 3 장
변질과 유해성

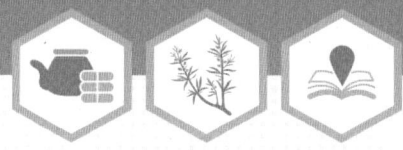

Ⅰ 부패와 발효 • 37

Ⅱ 저장에 관여하는 생물체 • 38

Ⅲ 유해 미생물 • 41

제3장
변질과 유해성

I. 부패와 발효

    한약재는 인간의 영양원인 동시에 다른 동물, 곤충, 미생물의 먹잇감이기도 하므로 수확되는 순간부터 영양소를 얻기 위한 치열한 경쟁이 시작된다. 작물의 수확기에는 새, 메뚜기에 의한 손실, 수확 이후 저장과정에서는 쥐, 해충에 의한 손실 또는 미생물에 의한 부패 등 여러 가지 형태의 손실 요인이 발생하게 된다. 이외에도 한약재는 생물체이므로 그 자체 내에 단백질 분해효소, 펙틴 분해효소 등 화학적으로 반응하기 쉬운 물질들을 함유하고 있으며 이들이 수확 후 시간의 경과에 따라 반응하여 한약재를 분해 변질시킨다. 이러한 현상을 자기소화 또는 자기변질이라 한다. 또한 지방은 주변의 산소와 반응하여 지질산화를 일으켜 산패가 일어나며, 당질은 갈색화 마이얄 반응과 같은 화학적 변질을 일으킬 수 있다. 탈수나 동해는 조직의 변화를 일으켜 물리적 부패 변질을 초래하기도 한다.

    일반적으로 부패란 미생물에 의하여 음식물이 먹을 수 없게 되는 것을 말한다. 부패와 발효는 모두 미생물의 작용에 의하여 나타나는 현상이나 먹을 수 있느냐 없느냐 하는 주관적인 판단에 의하여 나뉘게 된다. 발효는 특정 균주를 접종하거나 몇 가지 유익한 미생물이 우세하게 성장하여 다른 유해 미생물이 자라지 못하게 되는 상태이나 부패는 잡다한 미생물이 생육하므로 사람이 섭취할 경우 식중독이나 전염병에 걸릴 위험이 크다.

부패의 종류를 결정짓는 요소는 함유 성분, 구조, 증식 미생물의 종류와 저장조건을 들 수 있다. 부패의 정도는 수분함량, 저장온도, 산소의 유무, 영양소의 유무, 미생물의 오염 정도, 생장저해물질의 유무 등에 의하여 결정된다. 특히 미생물의 최초 오염 정도가 부패속도를 결정하는 요인이므로 취급하는 과정에서 청결을 유지하는 것이 부패방지를 위한 일차적인 수단이 된다. 또한 생물체의 세균에 대한 저항력은 조직이 파괴되거나 죽으며 급격히 저하되고 곧 자기분해 과정에 들어가므로 생체나 조직을 건전하고 살아 있는 상태로 유지하는 것이 부패를 방지하는 또 하나의 방법이다. 특히 곡물이나 과채류의 수확 후 보존과정에서 필요한 산소를 공급하거나 온도를 조절하여 생명력을 유지하게 하는 것이 저장을 위한 일차적인 수단이다.

II 저장에 관여하는 생물체

수확하고 저장하는 과정에서 쥐나 새에 의해 손실되며 해충에 의해 손상되고 미생물에 의해 부패 변질된다.

1 해충류

저장에 흔히 나타나는 해충류는 바구미, 딱정벌레, 나방, 나무좀 등이 있다. 이들은 공통적으로 알-유충-번데기-성충의 생존주기를 가진다.

바구미는 쌀이나 곡물에 구멍을 뚫고 한 알씩 배란하며 일생 동안 100~450개의 알을 낳는다. 유충과 번데기가 낱알 속에 존재하며 생존주기는 온도, 곡물의 종류, 수분함량, 바구미의 종류에 따라 달라진다. 온도 30℃, 상대습도 70%에서 생존주기가 26일이던 것이 온도 15℃, 상대습도 50%에서 182일로 증가되며 13℃에서는 증식이 중단되며 수분함량 9.5% 이하에서는 곡물에 대한 침해가 중단된다.

딱정벌레는 200~400개의 알을 낳고 성충의 생존주기는 6~9개월이다. 그러나 온도 35℃, 상대습도 90%에서는 생존주기가 27일로 단축된다. 상대습도 55% 이하에서는 생육이 중단된다.

나방은 곡물의 표면에 배란하며 일생 중 약 200개의 알을 낳는다. 유충의 형태로 곡물에 침입하며 거미줄을 생산한다. 번데기는 실로 엉킨 덩어리 속에 존재하며 성충이 되면 곡물에 침해하지 않는다. 생존주기는 4~5주이다.

나무좀은 곡류, 콩, 타피오카 등에 침입하며 마대, 폴리에틸렌필름, 기름종이 등을 뚫고 들어간다. 곡물의 표면에 배란하며 일생 동안 500여 개의 알을 생산한다. 수분함량 8% 이하에서도 부화가 가능하다. 주로 상한 곡물에 유충이 구멍을 뚫고 들어가 번데기 상태로 곡물 내부에 존재한다. 생존주기는 70% 상대습도에서 34℃일 때 25일 이던 것이 22℃에서는 84일 연장된다.

이상에서 보는 바와 같이 저장 중에 침입하는 대부분의 해충은 수분함량이 낮고 저온과 낮은 습도에서 저장하면 그 피해를 크게 줄일 수 있다. 해충에 오염되었을 경우에는 훈증제를 사용하여 해충을 박멸하여야 한다. 흔히 사용되는 훈증제는 메틸브로마이드와 포스핀이다. 에틸렌옥사이드는 훈증제로 많이 사용되었으나 최근에는 발암성이 인정되어 사용 금지되었다. 메틸브로마이드는 할로겐류 화합물로 대기의 오존층을 파괴하는 물질로 알려져 있으며 1997년 몬트리올 협약에 따라 앞으로 그 사용이 억제된다. 공장에서 이용할 수 있는 방제기술로는 냉동방법, 성호르몬 유인방법 등이 있다.

2. 미생물

저장학에서 다루는 미생물을 분류하면 발효미생물, 부패미생물, 병원미생물, 독소미생물로 나눈다. 미생물은 형태와 생리적 특성에 따라 바이러스, 리케치아, 세균, 곰팡이, 효모, 프로토조아, 조류로 나눌 수 있다.

미생물은 한약재에 들어있는 수분함량과 pH 그리고 온도 조건에 따라 생육이 크게 영향을 받는다. 수분 중에는 분자구조에 단단히 붙어 있는 결합수와 자유롭게 반응할 수 있는 자유수가 있는데 이 자유수의 함유 정도를 나타내는 것을 수분활성도라 한다. 수분활성도는 한약재에 들어있는 수분 중 미생물이 사용할 수 있는 물의 양을 나타내는 지표로 순수한 물의 증기압에 대비한 수증기 분압으로 표시되는 값이다.

미생물 생육은 pH에 따라 크게 영향을 받는다. 특히 중요한 것은 맹독성 독소를 생산하는 클로스트리디움 보툴리눔(*Clostridium botulinum*)이 pH 4.5 이하의 산성에서는 생육이 저해되고 독소를 생산하지 못한다.

세균의 영양세포는 대부분 60℃ 부근에서 사멸한다. 이것은 단백질이 이 온도에서 변성되므로 효소의 활성이 없어지고 세포는 사멸하게 된다. 그러나 일부 세균이 만들어 내는 포자는 100℃ 이상에서도 살아남는 것이 있다. 내열성 세균은 35~55℃ 사이에서 생육하는 세균으로 일상 조건에서는 생육하지 않으나 높은 온도에 오래 보관하면 나타날 수 있다. 중온성 세균은 사람의 체온 부근에서 잘 자라는 균으로 생육온도 범위는 10~40℃이며 각종 부패균, 병원균, 발효균들이 주로 여기에 속한다. 냉장고 온도에서도 생육할 수 있는 세균을 저온성 세균이라 하며 -5~35℃에서 생육한다. 이와 같이 세균은 온도에 따라 여러 가지 다른 균이 생육하며 부패 변질도 온도에 따라 다르게 나타난다.

Ⅲ. 유해 미생물

우리가 섭취하는 음식물은 대부분의 미생물에게도 좋은 먹이가 되므로 자연에 존재하는 여러 가지 미생물들이 생육할 수 있다. 이 중에는 사람에게 질병을 유발시키거나 독성을 일으키는 미생물도 포함된다. 음식물을 통해 인체에 들어와 생육함으로써 질병을 일으키는 미생물들을 식품전염병균이라 한다. 한편 저장하는 동안 오염된 미생물이 생육하면서 독성 대사 분비물을 남김으로써 식중독을 일으키게 하는 미생물을 식중독성 미생물이라고 한다.

1. 식품전염병균

(1) 장티프스균

일반적으로 살모넬라로 불리는 살모넬라 타이피(*Salmonella typhi*)균은 인체에 급성 장염을 일으키는 장티프스의 원인균이다. 이 균은 사람만이 병원소이며, 생존할 수 있는 시간은 대변에서는 60시간 내외, 물에서는 5~15일, 얼음에서는 3개월 내외이며, 아이스크림에서는 2년, 고여 있는 물에서는 6개월, 우유에서는 2~3일, 육류에서는 8주, 과일에서는 6일 등으로 되어 있으며 생존기간이 비교적 길고 추위에도 강하여서 위생상태가 나쁜 지역에서 유행이 계속되는 원인이 되고 있다. 환자나 보균자의 소변, 대변에 오염된 음식이나 물을 먹으면 감염된다. 균수가 1백만~10억 개 정도면 감염을 일으킨다. 더러운 물이 섞인 해저에서 자란 갑각류나 어패류, 배설물이 묻은 과일 등도 감염원이 된다. 또 보균자가 부주의하게 다룬 우유나 오염된 계란도 원인이 되며 파리가 오염물로부터 다른 음식물에 세균을 전파하기도 한다. 잠복기간은 보통 1~3주이나, 균의 수에 따라서 다르다. 발열, 두통, 권태감, 식욕부진, 건성 기침 등이 주요 증상이다. 일반적으로 설사보다 변비가 많다. 치료하지 않을 경우 회장의 파이어판에 궤양이 생겨서 간헐적인 하혈이나 천공이 생기기도 한다. 중증에서는 중추신경계 증상도 생긴다. 지속적인 발열, 경도의 난청, 이하선염도 일어날 수 있다. 외과적 합병증으로는 장천공, 장폐색, 관절염, 골수염, 급성 담낭염, 농흉 등이 있다. 사망률은 10%이지만 조기에 항생제로 치료하면 1% 이하로 감소시킬 수 있다.

(2) 파상열균

브루셀라속의 아보르투스, 멜리텐시스, 수이스, 캐니스 등이 파상열을 일으키는 원인균이다. 경피감염 또는 식품매개로 감염된다. 즉, 감염된 동물 혹은 동물의 혈액, 대소변, 태반 등에 있던 병원균이 상처 난 피부나 결막을 통해 전파되기도 하고, 멸균처리 안 된 유제품을 섭취함으로써 사람으로 전파된다. 잠복기는 5~60일, 통상은 1~2개월이다. 급성으로 혹은 서서히 발병하며, 지속적 혹은 간헐적으로 일정하지 않은 기간 계속되는 발열이 특징이다. 두통, 허탈, 다량의 발한, 오한, 관절통, 체중감소, 전신통을 동반한다. 간비종대나 다른 장기에 화농성 병변을 형성하는 일이 있다. 증상은 수주부터 수개월까지 계속되며 치료하지 않으면 몇 년씩 계속되거나 재발한다. 치료하지 않을 경우 사망률은 2% 이하이고, 대개는 브루셀라 멜리텐시스에 의한 심내막염으로 사망한다.

(3) 세균성 이질균

쉬겔라는 세균성 이질의 대표적인 원인균으로 대변으로 배설되지만 실온에서 24시간 방치되면 현저하게 균수가 감소되어 배양되기 어렵다. 이들은 체외독소도 만들며, 항균제에 대한 내성이 잘 생기는 특징이 있다. 쉬겔라가 자연계에서 살 수 있는 기간은 물에서 2~6주, 우유나 버터에서 10~12일, 과일이나 채소에서 10일, 의복에서 1~3주, 습기가 있는 흙에서 수개월, 위액에서는 2분, 60℃에서 10분, 5% 석탄산수에서는 수 분 동안이다. 다른 세균성 이질균은 이보다 저항력이 약간 강하다. 사람만이 병원소이나 원숭이 집단의 유행도 보고된 적이 있다. 환자나 보균자에 의한 직접 혹은 간접적인 대변-경구 전파이다. 매우 적은 양의 세균도 감염을 일으킨다. 전파를 시키는 사람들은 배변 후 손톱 밑이나 손을 깨끗이 씻지 않았기 때문이다. 이들은 음식을 오염시켜 간접적으로 전파하거나, 직접적인 신체 접촉에 의해 다른 사람에게 전파시킨다. 식수, 우유, 바퀴벌레, 파리에 의한 전파도 있다. 잠복기는 1~7일로 보통 1~3일이며, 전염기는 급성 감염기로부터 대변에서 균이 발견되지 않는 기간, 즉 발병 후 4주 이내이다. 드물지만 보균 상태가 수개월 이상 지속될 수도 있다. 이유기의 소아 등에서 감수성이 높고 중증화 되기 쉽다. 고열과 구역질, 때로는 구토, 경련성 복통, 후중기를 동반한 설사가 주요 증상이며 대개는 대변에 혈액이나 고름이 섞여 나온다. 이는 세균의 침입으로 인해 미세농양이 생기기 때문이다. 환자의 1/3은 수양성 설사의 양상을 보인다. 소아의 경우 경련을 보이기도 한다. 균종이나 환자의 감수성에 따라 경하거나 증상 없이 지나기도 한다. 증상은 보통 4~7일이 지나면 회복된다.

(4) 콜레라균

현재 분리된 콜레라균의 생물학적형에는 인도 등에서 유래한 진성콜레라균과 이의 생물학적 변이형인 엘토르형이 있다. pH 6.0 이하나 56℃에서 15분간 가열하면 균이 죽는다. 끓는 물에서는 순간적으로 죽으며, 실온에서는 약 2주, 물에서는 수일간, 하천과 해수에서는 더 오래 생존한다. 냉장이나 냉동상태에서는 증식되지는 않으나 균이 죽지 않는다. 콜레라균은 주로 오염된 식수나 음식물, 과일, 채소, 연안에서 잡히는 어패류를 먹어 감염되며, 장례식 등 많은 사람이 모이는 경우 오염된 음식물을 통해 집단발병이 일어날 수 있다. 환자의 구토물이나 분변 속에 배설된 콜레라균에 의해 경구감염도 가능하다. 잠복기는 6시간에서 길게는 5일 정도이며, 대개 24시간 내외에 발생한다. 전형적인 증상은 잠복기가 지난 후 과다한 물 설사가 갑자기 시작되고, 구토가 동반될 수 있으며, 설사로 인한 순환기계 허탈 증세와 쇼크를 나타낼 수 있다. 보통 복통은 없다. 심한 경우 쌀뜨물 같은 설사와 함께 구토, 발열, 복부통증이 있을 수 있고, 극심한 설사로 인해 심한 탈수현상을 초래하여 적절한 치료를 하지 않으면 사망할 수도 있다. 무증상 감염자나 만성 보균자가 존재할 수 있으며, 엘토르형은 무증상 또는 경미한 감염의 빈도가 높다. 치료하지 않는 경우 전형적인 환자의 25~50%에서 치명적일 수 있으나, 최근 엘토르형의 경우에는 적절한 치료를 하는 경우 사망률은 1% 미만이다.

(5) 아메바성 이질균

아메바성 이질은 아메바 기생충의 한 종류에 의한 대장 감염증이다. 여기에는 영양형과 낭포형이 있는데 낭포형은 습도가 적절하면 4주일에서 수개월 동안 살 수 있으며, 이 시기에 입을 통해 인체 내로 들어가면 영양형과 달리 위에서 파괴되지 않고 회장에 도달하면 감염증을 일으키게 된다. 만성적 환자나 무증상으로 포낭을 배출하는 사람들을 통해 전염이 되는데, 전파양식을 보면 집단적인 발생은 아메바 포낭을 가진 대변에 오염된 물을 마실 때 발생한다. 대변의 손입 경로, 오염된 생 채소, 파리, 식품 취급자의 대변 묻은 손, 오염된 물을 통해 전파된다. 또 입, 항문 접촉을 통한 성적 전파도 있다. 급성 아메바성 이질을 앓고 있는 환자는 다른 사람들에게로의 전파 위험은 적다. 잠복기는 다양하여 수일에서 수개월 내지 수년인데, 보통 2~4주이다. 전염기는 포낭을 배출하는 기간인데 수년간 계속될 수도 있다. 이질 아메바가 대장에 감염되면 배가 아프고, 피 섞인 설사를 하며, 대변을 보고나서도 시원치 않아 자주 화장실을 들락거리게 되는 등의 증상이 나타난다. 아메바성 이질은 대개 1개월 이내에 증상이 좋아지지만, 드물게 심한 급성 장염으로 사망하거나 또는 설사가 수년 동안 지속될 수도 있다.

(6) 트리키노시스 선충

숙주는 돼지, 쥐, 고양이, 사람 등 다숙주성 기생충으로, 발육주기가 특이하며 성충과 유충이 동일 숙주 내에 기생한다. 인체감염은 근육에 유충이 들어있는 돼지고기를 날것으로 먹어서 일어나고 돼지는 쥐를 통해 감염되며 쥐는 동류생식에 의해 감염된다. 유충은 위에서 탈낭하여 소장 하부 또는 대장 상부에서 기생하며 수년 동안 생존한다. 날고기가 가열이 불충분한 수육요리, 건조수육, 염장수육 등을 먹거나 특히 돼지고기를 먹음으로써 감염된다. 증세는 다음과 같이 3기로 나눌 수 있다. 점막 침입기는 감염 직후부터 1주 사이에 장점막을 자극하여 질병을 일으킨다. 유충 이행기는 감염 후 2~6주에 발열과 근육통, 유충에 대한 항원으로 인한 독작용 및 과민반응이 나타난다. 유충 피포기는 근육통과 근위축, 심근염, 전신부종, 쇼크, 발한, 불면증, 신경장애 및 호흡기장애가 나타날 수 있다. 적합한 치료법은 없으며, 인체감염을 예방하기 위해서는 쥐를 구제하고, 돼지고기를 날것으로 먹지 말아야 한다. 돼지고기를 -37℃ 이하로 냉동하거나 돼지사료를 100℃에서 30분간 가열하면 없어진다. 한국에서는 감염발병의 예가 거의 없으며 유럽, 북아메리카 등에서는 주요 기생충병에 포함시킨다.

(7) 간염바이러스

바이러스성 간염의 하나로 A형 간염바이러스가 주로 경구적 경로로 감염되어 발열, 권태감, 구토, 설사, 황달 등 급성간염의 증세를 나타낸다. 유행적으로 발병하기도 하여 유행성 간염이라고도 한다. 대부분 공중위생 상태가 나쁜 경우에 잘 생기며, 감염자와의 직접 신체접촉을 통하여 올 수도 있다. 감염을 예방하기 위해서는 환자의 배설물을 잘 관리하여 이에 오염되지 않도록 반드시 손을 청결하게 씻어야 한다. 또 A형 간염바이러스는 85℃에서 1분간 끓이거나 물을 염소처리하면 제거되므로 음식을 완전히 익혀서 먹도록 하는 것이 중요하다. 감염 후 약 4주의 잠복기가 경과하면 식욕부진, 오심, 구토, 소화불량, 설사 등의 증세와 피로감, 무력감, 발열, 두통 등의 전구 증세가 나타나고, 이어 황달이 나타난 뒤 서서히 임상 증세가 호전되어 황달이 소실되면서 회복된다. B형, C형, D형 간염과 달리 만성으로 이행하지 않으며, 일단 A형 간염에서 회복되면 후유증이 남지 않고 평생 면역을 얻게 된다. 사망률은 0.12~2%로 낮다. 특별한 치료법은 없으며, 백신은 2세 이상부터 접종할 수 있고, 초기 접종 후 4주가 지나면 항체가 형성되어 효과는 나타낸다. 총 2회 접종해야 하며, 1회 접종 후 6~12개월이 지나면 1회 더 접종한다. 면역은 20년 이상 지속된다.

B형 간염바이러스는 만성간염, 간경변, 간암 등과도 관계가 있다. 혈액을 통해 감염되며, HB바이러스를 가진 어머니에게서 태어난 아이는 70~80%가 감염된다고 한다. 이러한 모자감염을 예방하기 위해 백신 접종을 한다. 서양인에게는 적고, 아시아, 아프리카인에게 많다. 주로 혈액을 통해 전염된다. 급성과 만성으로 나뉘고, 급성의 경우 증상은 A형과 거의 비슷하다. 대부분 아무런 증상없이 지나가고 독감과 같은 증상이 나타나기도 한다. 달리 치료를 하지 않아도 호전되며, 일부 환자의 경우에는 피부와 눈이 노랗게 되거나 소변이 진해지고 피로, 구토 등의 증상이 나타나기도 한다. 만성의 증상은 쉽게 피곤하거나 열이 나며, 오른쪽 갈비뼈 아래에 약간의 통증을 느끼거나 입맛이 없고, 구역질이 나거나 토하며 근육통 또는 관절통 증상이 나타난다. 증세가 장기간 지속되면 간경화증이나 간암으로 발전할 가능성이 높으므로 1년에 한두 번 정기검진을 받아야 한다.

(8) 폐결핵균

결핵균은 건조한 환경에서도 잘 견디고 알코올, 알칼리, 산이나 살균제 및 일반 항균제에도 저항성을 나타내며 열과 빛에 대해서는 약하다. 사람의 결핵균에는 A형, I형, B형, C형 4가지가 있다. 결핵균은 독소를 생산하지 않지만, 균이 숙주의 방어기전을 이기고 조직 내에서 증식할 수 있으므로 병원성을 보인다. 폐결핵 및 후두결핵 환자에서 나오는 비말핵을 흡입하여 감염되며, 후두결핵은 감염성이 매우 높다. 점막과 상처 난 피부를 통해 직접감염이 일어날 수 있다. 두통이나 권태감, 기침 등의 증상이 있다가 기관지염, 폐렴으로 진행이 된다. 수일 내지 1개월 이상 지속하며 대체로 예후는 좋다. 다형홍반, 발진 등의 피부증상이 있을 수 있으며, 위장염이나 체중감소 등도 있다. 이 밖에 귀, 중추신경계 등을 침범하고 용혈성 빈혈이 나타나는 등 전신장기가 이환되기도 한다.

(9) 디프테리아균

디프테리아는 감염에 의한 호흡기 점막과 피부의 국소 질환이다. 환자나 보균자와 직접접촉에 의해 감염되나, 드물게 분비물을 통한 간접감염도 있고, 생우유가 원인이 되기도 한다. 인두, 후두, 코 때로는 다른 점막과 피부, 극히 드물게 결막, 음부를 침범하는 급성질환이다. 특이적 세포독소에 의한 회백색의 위막이 감염된 인두와 피부에 형성되어 부착되는 것이 주요 징후이다. 인두 편도 디프테리아에서는 가벼운 인두통, 림프절 종창, 동통이 있으며, 중증환자에서는 경부 종창이 뚜렷하다. 후두 디프테리아는 호흡곤란을 동반하여 중증이 된다. 피부 디프테리아 이외의 사망률은 5~10%이다.

(10) 리스테리아균

인축공통 병원균으로 야생동물 및 가금류, 오물 그리고 폐수에서 많이 분리 보고되고 있다. 이 균은 양의 유산이나 수막염의 원인균으로 자연계에 상재하고 있고 인체 내의 감염은 오염된 식품 특히 유제품을 통해 이루어지나 감염된 동물과의 직접적인 접촉에 의해서도 가능하다. 특히 임산부, 신생아 및 노인 등 면역력이 저하된 사람들에게 발생하여 패혈증, 수막염 및 유산 등의 질병을 일으킨다. 그러나 건강한 사람들이 이 균에 감염되었을 경우에는 증상이 없거나 오염식품 섭취 약 12시간 후 감기와 같은 증상을 나타내며 드물게는 설사, 복통을 일으킨다. 임산부에게 나타나는 증세로는 발열, 두통, 척추통, 소변의 변색 등이 있으며 설사나 복부통증은 드물다. 자연유산이나 사산을 일으키거나 태반이나 분만과정 중 태아에게 감염될 수 있다. 북미와 유럽에서 주로 발생하는 식중독으로 사망률은 20~30%로 매우 높다. 우리나라에서는 1993년 뉴질랜드산 수입 홍합에서 최초로 검출되었고 국내 식품을 검사한 결과 원유, 우유 등에서 검출되었다. 특히 1997년에는 시판 중인 냉동만두 및 피자 등 냉동식품에서 이 균이 발견되었고 미국에서 수입한 아이스크림에서 검출되어 사회적으로 문제가 된 적이 있다.

(11) 캠필로박터균

이 균은 37℃에서도 잘 자라고, 42℃에서도 활발하게 증식하는 성질을 갖고 있다. 소, 염소, 돼지, 개, 닭, 고양이 등이 보균하고 있으며, 대부분 처리하지 않은 우유나 오염된 음용수가 감염원이고 또한 가금류를 비위생적으로 처리하여 요리한 음식이 원인이 되기도 한다. 잠복기는 2~7일이며 다른 식중독보다 긴 것이 특징이다. 주로 유아, 어린이, 면역이 저하된 사람들에게 감염률이 높으며 주된 증상은 설사가 가장 보편적이나 열, 메스꺼움, 복통 및 구토 등도 자주 나타나고 아주 심한 경우 사망에 까지 이를 수도 있다.

(12) 병원성 대장균

전염성이 매우 강한 이 균이 일단 인체에 침입하면 복통, 설사, 혈변을 일으키고, 독소가 몸에 퍼져 적혈구를 파괴하며, 신장을 집중 공격하여 용혈성 요독증을 일으킨다. 요독증이 생기면 2차적으로 신경계, 호흡기계, 순환계 등에 장애를 일으켜 사망하게 된다. 잠복기간이 4~5일 정도로 길어 식중독의 원인을 알아낼 수 없고 그 만큼 예방하기도 어렵다. 치사율은 1,000명당 6~7명으로 낮은 편이나 전염성이 강해 짧은 시간에 번진다. 환자의 대변을 통해 배출된 균주가 주로 음식과 손을 통해 입으로 전염된다.

(13) 노로바이러스

인체에 감염되어 장염과 구토, 설사를 일으키는 식중독 바이러스이다. 대부분의 환경바이러스들과 같이 전형적인 분변-구강 전파경로를 따라 이동하며 사람의 장에서 증식하여 분변을 통해 배출된다. 따라서 급성 및 불현성 감염을 일으킨 환자의 분변에 직접적으로 접촉함으로써 감염되거나 혹은 환자의 분변이 적절히 처리되지 못한 상태로 하천에 오염되어 식수나 음식물을 통해 전염되는 두 가지 경로가 대표적이다. 전자의 경우 단체 활동이 이루어지는 장소들에서 집단발병이 일어나며, 후자의 경우에는 오염된 식수 및 얼음, 오염된 물이 접촉된 모든 음식물 중 가열과정을 거치지 않은 재료, 냉동·냉장식품, 어패류 등이 주원인이다. 특히 익히지 않은 어패류에 의한 위장염의 대부분은 노로바이러스 감염으로 보고되어 있다. 노로바이러스에 의한 위장염은 감염 후 평균 24~48시간에 발병하며, 멀미, 구토, 설사, 복통 등의 공통증상과 함께 발열, 오한, 무기력 및 인후통 등이 따르기도 한다. 감염증상은 비교적 경미한 편이고 자연스럽게 회복되지만 의료처치가 필요한 경우도 빈번하며 때로 심각한 합병증을 초래할 수도 있다. 발병기간은 평균 12~60시간 정도이지만 환자의 15% 정도는 3일 이상 앓기도 하며 급성 및 불현성 감염환자의 분변과 토사물을 통해 수 일~수 주 이상 바이러스가 방출된다. 노로바이러스는 선진국이나 개발도상국을 막론하고 전 세계적으로 퍼져 있으며 유아에서 노인까지 모든 연령층이 성별에 관계없이 감염되는 것으로 밝혀졌다. 식중독 증상에 대한 일반적인 대증요법 이외에는 바이러스에 대한 치료법은 아직 없으며 예방백신도 연구단계에 있다. 실제로 전 세계적으로 발생하는 식중독 사건의 70% 정도가 원인을 규명하지 못하고 있으며 그 대부분이 노로바이러스에 의한 것으로 추정하고 있다. 노로바이러스는 우리가 흔히 겪는 2~3일의 비교적 경미한 장염을 일으키므로 면역억제자나 노약자가 아니면 생명에 큰 영향을 주지 않는다.

2 식중독성 미생물

(1) 클로스트리디움 보툴리눔(Clostridium botulinum)

이 균은 오염된 식품이 통조림과 같은 혐기상태에 있을 때 증식하여 독소를 생산하는 독소형 식중독균이며 치명적인 독소로 인하여 세균성 식중독 가운데 가장 치사율이 높다. 이 식중독은 18~19세기에 유럽, 특히 독일에서 소시지에 의한 식중독 사례가 많았기 때문에 일명 소시지 중독이라고도 한다. 보툴리눔 독소는 항원형에 따라 A, B의 2형으로 구분되었으나 그 후 항원성이 다른 독소 생산균도 다수 발견되어 현재 A, B, C, D, E, F, G의 7형으로 나누어지며, 사람에게서 식중독을 일으키는 것은 주로 A, B, E 및 F형이다.

A형 균은 채소, 과일, 육류와 관련이 깊고, B형 균은 육류, 사료 등과, E형 균은 주로 어패류, F형 균은 특히 육류와 각각 관련이 깊다. 대부분의 균은 중온성 세균인데 비하여 E형 균은 5℃인 저온에서도 발육하는 특성을 갖고 있으며, 아포 자체는 내열성이나 내구성이 강하다. 이 식중독은 잠복기가 보통 12~36시간이나 2~4시간 이내에 신경증상이 나타나기도 하며 72시간 후에 발병한 경우도 있다. 잠복기가 짧을수록 중증이며 E형의 경우 잠복기는 A형,
B형보다 짧아서 30시간 이후에 발병하는 경우는 거의 없다. 발열은 없으나 메스꺼움, 구토, 복통, 설사 등의 소화기 증상과 시력장애, 복시, 두통, 근력감퇴, 변비, 신경장애, 말을 잘 못하는 등의 신경증상이 나타나며 결국, 호흡부전에 의해 사망한다.

(2) 스타필로코커스 오레우스(Staphylocooccus aureus)

식품 중에 증식하여 그 대사산물로 생산 독소를 음식과 함께 섭취하여 일어나는 독소형 식중독이다. 자연계에는 여러 종류의 포도상구균이 있으나 원인독소를 생산하는 균종은 황색포도상구균에 한정된다. 사람과 동물의 피부, 비인강 점막, 장관 내 등 거의 모든 조직이나 기관에 침투하며 특히 사람에게 감염하여 괴사 또는 농양을 형성하는 화농성 염증을 유발한다. 공기, 토양 등에 널리 분포하여 단백질, 탄수화물이 많은 재료에 오염될 가능성이 매우 높다. 발육온도의 범위는 4~46℃로 비교적 광범위하며 발육 최적온도는 35~38℃이고 색소는 20℃에서 가장 잘 만들어지며, 특히 식중독의 원인이 되는 독소 생산은 발육 최적온도인 35~38℃에서 가장 잘 만들어진다. 최적 pH는 7.0~7.5이며 pH 4.5 이하에서는 사멸한다. 식중독 증상은 구토, 설사와 심한 복통을 유발하는 급성 위장염을 일으킨다. 이 독소의 잠복기는 2~6시간으로 급성적으로 나타나며 이런 임상증상은 독소 섭취량과 개체 감수성에 따라 다르게 나타나지만 치사율은 낮아 사망하는 경우는 거의 없이 24~48시간 내에 회복된다. 식중독의 원인식품으로는 우유, 크림, 치즈 등의 유가공품과 식육, 햄 등의 식육가공품, 어육가공품 등의 단백질 식품 등과 김밥, 도시락, 크림빵, 떡 등의 탄수화물 식품이 원인이 된다.

(3) 바실러스 세레우스(Bacillus cereus)

자연계의 중요한 부패 원인균으로 널리 분포되어 있다. 이 균은 135℃에서 4시간의 가열에도 견딜 수 있으며, 적정 발육온도는 28~35℃이다. 세레우스에 의한 식중독은 황색포도상구균이나 클로스트리디움 퍼프린젠스의 증상과 유사하여 잘못 판단되는 경우도 많다. 설사형은 향신료를 사용한 요리, 육류 및 채소의 수프나 푸딩 등이 대표적 감염원이고, 구토형은 주로 쌀밥이나 볶음밥 등이 원인식품이다.

(4) 클로스트리디움 퍼프린젠스(Clstridium perfringens)

상처감염증에서 가스괴저의 원인균으로 식품에 오염되어 증식되면 장관 내에서 포자를 형성할 때 일종의 독소를 생산하는 것으로 알려져 있다. 발육 최적온도는 37~45℃이고 당을 발효시켜 산과 가스를 형성한다. 독소는 생산 능력의 차이에 따라 현재 A~F형까지 6형으로 분류되고, 이 균에 의한 식중독 중 99%가 내열성 A형에 의한 것이다. A형은 100℃에서 1~4시간 가열해도 포자가 파괴되지 않고 B, C, D 및 E형은 90℃에서 30분 또는 100℃에서 5분이면 사멸한다. A형 식중독은 잠복기가 8~20시간, 평균 12시간이며, 반드시 일어나는 증상은 설사와 복통이며, 구토와 발열은 거의 볼 수 없다. 설사는 하루에 수회 정도 나타나며, 1~2일 만에 정상으로 회복된다. 식중독의 원인으로 되었던 식품은 육류와 그 가공품을 위시하여 기름에 튀긴 식품 등이다. 그 밖에 특수한 식품으로서 면류 등도 있을 수 있으나 이 식중독의 주된 특징은 동·식물성 단백질 성분이 원인이 된다는 것이며, 가열조리 식품이 원인식품이 된다는 것이다. 이 경우는 대량의 식품을 한 번에 가열 조리하여 그대로 실온에서 자연적으로 냉각시킬 경우에 특히 심하다.

(5) 비브리오 파라헤몰리티커스(Vibrio parahaemolyticus)

장염비브리오 식중독은 이 균에 오염된 식품을 섭취하여 일어나는 감염형 식중독이다. 해수 세균의 일종으로 3~5%의 식염농도에서 잘 발육하고, 10% 이상의 식염농도에서는 성장이 정지된다. 발육 최적온도는 37℃로 비병원성 비브리오의 25~30℃와는 대조적이고, 발육 pH 5.3~10.0, 최적 pH 7.4~8.2이다. 임상적으로 복통, 설사, 구토를 주 증상으로 하는 전형적인 급성 위장염을 일으킨다. 잠복기는 8~20시간으로 평균 12시간이다. 이러한 증상을 나타내다가 뒤늦게 발열이 나는 수가 있으며 보통 37.5~38.5℃ 정도이나 고열이 나는 경우도 있다. 그러나 거의 열이 없는 상태로 경과하는 수도 있으며, 보통 2~3일 내에 회복되고 수 일이 걸릴 때도 있다. 발생 시기는 대체적으로 5월에서 11월에 걸쳐 해안을 따라 발생하며, 특히 7~9월의 3개월간에 집중적으로 발생한다. 식중독 환자의 섭취식품을 보면 수산식품인 게장, 생선회, 오징어무침, 꼬막무침 등이나 도시락 섭취에 의해 일으킨 사례도 있다.

(6) 아스퍼질러스 프래브스(Aspergillus flavus)

곰팡이가 생산하는 독소의 대표적인 물질인 아플라톡신을 생산하는 곰팡이이다. 이 곰팡이는 토양, 곡류, 배합사료 등에 증식하면서 일정한 조건하에서 비교적 많은 양의 아플라톡신을 만들어낸다. 온도와 습도가 높은 여름철에 많이 증식하기 때문에 아플라톡신 중독증도 여름철에 많이 발생한다. 아플라톡신은 매우 독성이 강한 발암물질이며 열에도 안정하다.

제4장
한약재의 변질과 이물질

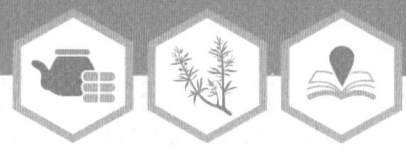

Ⅰ 변질 • 57

Ⅱ 변질예방 • 60

Ⅲ 이물질의 종류 • 68

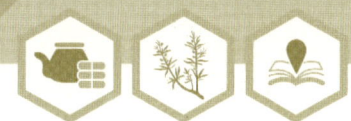

제4장
한약재의 변질과 이물질

I 변질

1 습기 수분의 함량이 많게 되면 성분의 변화가 일어나고 곰팡이의 발생이 촉진된다.

디기탈리스는 수분이 5%이상이 되면 효소의 작용이 일어나기 시작하고, 8%에 달하면 그 속도가 급증한다.

2 광선

색소성분이 함유된 한약재는 변색하고, 어떤 한약재는 성분이 변하기도 한다. 화류 한약재는 햇볕이 닿으면 갈색으로 변하고, 디기탈리스는 햇볕에 의해 성분이 분해된다.

변색의 원인으로는 한약재 중에 함유된 구성성분 중 페놀 수산기는 효소의 작용 하에서 산화되어 약재의 색깔이 진해진다. 예로 황수산기, 수산 anthraquinone, tannin 등을 함유한 한약재가 변색하기 쉽다. 한약재의 저장

일이 오래 되거나 혹은 해충이나 곰팡이가 발생하거나 불볕더위에 놓아두면 산화 변색의 원인이 된다. 한약재 건조 시 불을 이용할 경우 그 온도가 너무 높으면 성분 변화로 인해 변색이 된다. 살충제에 의해서도 변색이 일어날 수 있다. 예를 들어 유황연기 훈증을 하게 될 경우 이산화황(SO_2)이 물과 반응하여 생성된 황산에 의해 약재가 환원 변색될 수 있다.

 ## 온도

직접적인 영향을 받는 것은 정유 성분을 함유한 약재이나, 다른 생약들도 온도가 45℃ 이상으로 올라가면 효소 작용이 활발해져 변질이 될 수 있다. 주유(走油)는 기름을 함유하는 약재의 저장이 부적합할 때, 약재가 변질된 후 표면이 유상(油樣) 물질로 변화하는데, 이를 칭하여 "주유(走油)"라 한다.

주유의 원인으로는 온도가 높을 때, 약재에 포함된 유질이 외부로 넘친다.(행인, 도인) 저장이 오래되어 약재 중 성분이 자연적으로 변질되거나 혹 공기에 장기간 노출되어 변색, 변질될 수 있다.(천문동) 약재에 포함된 성분에 의해 주유가 발생할 수도 있다.(지방을 함유하는 약재 : 맥문동, 천문동, 당삼, 구기자, 휘발성 약재 : 당귀, 계피, 침착성, 당질류 약재 : 맥문동, 천문동, 당삼, 구기자)

주유를 방지하려면 건조하는 방법, 공기와 격리시키고 빛을 피한다.

 ## 온도와 습도의 복합적 요인

실내의 온도가 급격히 떨어지게 되면, 상대적으로 습도가 높아져서 한약을 변질시킬 수 있다. 그러므로 벽이나 바닥으로부터 한약을 떨어뜨린 채로 보관함으로써 이로 인한 피해를 간접적으로 예방할 수 있다.

효소

효소에 의해 성분이 산화되는 경우가 있는데, 특히 산화 효소가 공존할 경우 분해가 촉진된다. 테르펜유나 레몬유는 산화되어 수지(resin)화 되며, 송진가루의 abietic acid($C_{20}H_{30}O_2$)가 변화되어 석유에테르에 녹기 어렵게 된다.

 미생물, 곤충

(1) 곰팡이에 의한 변질

대기 중에 포자 상태로 존재하고 있다가 온도와 습도 조건이 맞으면 즉시 균사를 퍼뜨려 번식한다. 발생률은 약재마다 차이가 있긴 하지만 대개 습도가 30%이하이면 발생률이 낮아진다. 한약 30종 중 습도를 조절한 실험에서 4주후에도 곰팡이가 발생하지 않는 것은 정향 밖에 없었다. 경험적으로 곰팡이가 발생하기 쉬운 생약은 갈근, 지황, 작약 등으로 알려져 있으나, 곰팡이는 모든 생약에서 생기기 쉬우므로 예방을 철저히 해야 한다. 특히 강심배당체를 함유한 디기탈리스나 영란(은방울꽃) 등은 곰팡이 발생 10일 쯤 되면 강심배당체가 절반 이상 분해되어 버린다.

(2) 해충에 의한 분해

해충의 적당한 번식 조건은 온도 16~35℃ 사이, 상대습도는 60% 이상, 한약재 중 수분 함유량은 11% 이상이다. 지방을 함유하는 약재(행인, 도인, 백자인, 사인 등), 전분이 풍부한 약재(검인, 의이인, 백지, 산약 등), 단백질 함유 약재(녹편, 오공, 백화사 등), 질이 가벼운 약재 등은 흡습이 용이하여 충이 생기기 쉽다. 반면 질이 단단한 목질부 약재(단향, 소목 등)나 매운 성분을 함유한 약재(화초, 호초, 필발 등)는 대개 좀벌레가 잘 발생하지 않는다.

(3) 진드기의 발생

진드기가 한약 변질의 직접적 원인인지는 밝혀져 있지는 않으나 외관상 보기 좋지 않으므로 변질의 하나로 간주되며, 어떤 좋은 혈액 중에 침입하여 인체에 위해를 주는 것도 보고되어 있다.(감초가루, 당귀, 당근, 담배, 진피가루)

7 기타

저장 중 유효 성분이 자연분해하거나 화학변화를 일으켜 변질되는 경우가 있다.(화마인, 관중, 계관화) 휘발성 약재는 저장 중 산화분해 혹은 자연 휘발되어 약효가 감소된다.(장뇌(camphor), 용뇌(borneol), 사향(muscone)) 또한 흡습 과다로 인해 단단한 약재가 연화하거나 성분이 분해되기도 한다.

II 변질예방

1 한약재의 좀벌레 예방

(1) 청결유지

해충은 고온다습한 곳, 각종 틈과 어두운 곳, 바람이 통하지 않는 곳, 더러운 곳에서 잘 번식하므로 약재 저장 장소를 청결하게 유지함으로써 좀벌레를 예방할 수 있다.

매년 춘궁기 온도가 15℃ 이상에 이를 때 월동한 해충이 노출하는 시기를 이용하여 1회 실시하고, 가을에 기온이 15℃ 이하로 떨어지면 다시 1회 실시하여 월동하기 위한 해충을 완전 소멸시킨다. 매 30일 전후로 정기적인 소독을 행하여 미처 구제하지 못한 해충을 완전 소멸한다. 소독 시에는 창고 내 뿐만 아니라, 통로, 담벼락 밑, 지붕 등 모든 건축물 및 기계, 용구 등도 철저히 소독해야 한다. 소독은 대개 분무기를 사용해서 한다.

(2) 밀봉법

주위 환경의 산소를 없애고 이산화탄소의 함량을 증가시킴으로써 미생물 및 해충의 호흡을 억제할 수 있을 뿐만 아니라, 외부로부터 습기의 진입을 막고 빛을 피하게 되며, 온도를 저하시키는 작용이 있다. 과거에는 독, 항아리, 단지, 병, 통, 상자 등의 용기를 사용하고, 진흙, 테이프를 사용하여 밀봉하고 땅굴이나 작은 창고에 저장하였으나, 현재에는 비닐 푸대나 비닐 포장을 사용하여 밀봉 저장함. 주의할 점은 밀봉 전에 반드시 약재 중 수분을 일정수준 이하로 건조시키고, 가급적이면 곰팡이나 충이 발생하기 이전에 밀봉을 행하도록 한다. 만약 이미 발생했을 경우에는 적절한 방법으로 이를 구제하여 밀봉한다.

(3) 구충법

특수한 기미의 약재를 이용하는 방법으로 고전적인 방법 중의 하나이다.

장뇌방충은 매 포당 10~15g 씩 작은 포장을 하여 약재 상자 중에 넣어둔다.(녹용, 백화사, 오공)

필징가(畢澄茄)방충(녹나무과 식물 山鷄椒 *Listea cubeba* P. 의 과실에서 유래된 것으로 이 종이 포함된 정유에 의해 구충 작용을 나타냄)은 곰팡이 독소를 제거하고 곰팡이와 해충을 없애는데 좋은 효과가 있다.

화초(花椒)방충은 화초(花椒)의 매운 기미를 이용하여 해충을 방지한다.

마늘방충은 화초와 마찬가지로 매운 기미를 이용해 해충을 방지한다.(별갑, 반묘, 전갈 등)

알코올방충은 에탄올 증기의 휘발성을 이용하여 해충을 방지한다.(과루인, 구기자, 용안육, 동충하초 등)

택사와 목단피를 함께 밀봉 저장하면 택사에는 충이 생기기 어렵고, 목단피는 변색이 되지 않는다.

(4) 저온법

해충은 환경 온도가 8~15℃이면 활동 정지, -4~8℃이면 바로 동면 상태에 들어가며, -4℃이하에서 일정 시간이 지나면 전멸하게 된다. 그러므로 저온살충을 이용해 약재를 방충할 수 있다.

(5) 고온 방치법

해충은 고온에 대한 저항력이 비교적 차이가 있는데, 대개는 환경온도가 40~45℃에서는 해충의 발육 및 번식이 억제되고, 45~48℃에서는 대부분 해충이 열로 인해 혼수상태에 이르며, 48~52℃에서는 단시간 내에 해충이 사망하게 되므로 고온을 이용해 해충 방제, 살충 효과를 얻을 수 있다. 그 방법은 다음의 네 가지로 나뉘게 된다.

① 폭서법(曝暑法)

태양의 자외선을 이용하여 해충을 사멸시키는 방법(맑은 날 폭서 하에 5~6시간 방치, 45~50℃)으로 변색하지 않고, 쉽게 용화하지 않으며, 파열이 쉽지 않은 약재에 이용한다.

방치 시 자주 뒤집어주고, 죽은 해충 등은 체질로 제거해주며, 남은 열기를 발산시킨 후 포장한다. 천문동, 구지자 등은 당질을 많이 함유해서 흡습이 쉬우므로 건조 후에 압박하여 밀봉한다.

② 홍고법(烘烤法)

약재를 건조실에서 45~50℃의 온도로 5~6 시간동안 말리는 것으로 건조기 출구에 좌우 50° 정도로 약재를 펼쳐놓고 한다. 수량이 적을 때에는 건조 상자를 사용한다. 면적이 크지 않거나 태양열의 침투가 쉽지 않거나, 기름이 범람하는 약재에 이용한다.

홍고 시 온도는 50℃를 초과해서는 안 되며, 휘발성인 약재는 홍고가 부적당하다. 홍고 시에 약재 위에 마대를 올려놓으면, 보온을 유지하는 동시에 해충이 도망가는 것을 막을 수 있다. 동물류 약재는 홍고 후 다시 씻어서 표피가 벗겨져 나가는 것을 방지해야 한다.(근 및 근경류 약재 - 황기, 당삼, 울금, 감수, 전호, 백지, 사삼, 백렴, 감초, 파극천, 하수오, 지유, 오약, 대황, 천궁, 택사, 산약, 아출, 생강 등, 종자류 약재 - 의이인, 빈랑, 연자 등, 동물류 약재 - 오초사, 백화사, 오공, 반묘, 상표초, 노봉방 등)

③ 식초로 씻는 방법

물로 씻기가 부적절한 약재에 곰팡이가 슬었을 경우, 식초를 분무하여 씻는 방법이다.(산수유, 오미자 등)

약재 500g 당 20~30g의 식초 사용한다. 식초를 분무하자마자 뒤집어 비셔서 균일하게 분무되도록 한 후 마대나 덮개를 사용하여 1~2시간 꼭 적신 후 그늘에 펴서 말린다.

④ 유찰법(油擦法)

식물성 식용유를 약재에 뿌려 반복 마찰시켜 곰팡이 흔적을 지우는 방법으로 물이나 열에 불안정한 약재에 곰팡이가 슬었을 경우에 사용한다.

2 한약재에 기름이 범람하는 것의 예방

(1) 범유(泛油)하기 쉬운 약재의 관리

직사광선을 피해 음량 건조한 창고에 저장하고, 높고 크게 쌓지 않는다. 범유하기 쉬운 약재는 곰팡이를 동반하는 경우가 많은데, 상호 영향으로 해충이 생기기 쉬우므로, 이 종류의 약재(Ex. 호마인, 백자인, 구기자 등)는 오래 보관하기가 어렵다. 그러므로 반드시 예방을 위주로 한다. 구체적인 관리 방법으로는 아래의 8가지가 있다.

① gas 충진법

창고를 진공 상태로 하거나, 질소 또는 이산화탄소를 충전시켜 저장하는 방법으로 창고에 많은 품종이 있는 경우에 적합하다.

② 밀봉법

밀봉하기 전 약재에 1차 훈증 실시하여 해충의 발생을 방지하고, 실내에 밀봉하는 기간동안 흡습 설비를 하여 약재가 습기에 피해를 입는 것을 방지한다. 마늘, 화초, 장뇌분 등과 함께 저장하면 해충방지에 좋은 효과를 보인다.(당삼, 구기자, 회우슬, 당귀, 맥문동, 백자인, 호마인, 육두구, 사군자 등과 범유하기 쉬운 동물류 약재)

③ 흡조법

밀봉실 내에서 흡습기, 염화칼륨($CaCl_2$), 생석회(CaO)등을 이용하여 吸潮하는 방법으로 조작 시 생석회 가루가 약재에 달라붙지 않게 주의해야 한다.(회우슬, 육두구, 천문동, 맥문동 및 동물류 약재)

④ 그늘에 말리는 방법

범유하는 약재 중 쉽게 습기가 차는 약재에 이용한다.(회우슬, 맥문동 등 단, 곤충류 약재는 예외) 음건 후 포장 시에는 포장을 단단하게 하여 저장 중에 습기가 차는 것을 방지한다.

구기자는 열기를 이용하여 상자에 포장하는 방법을 이용하는데, 상자 내 수분 함유량이 13% 이내, 온도가 24℃ 이하가 되면 즉시 포장한다. 비닐로 1차 포장한 후 상자에 재포장하면 효과가 더 좋다. 백자인은 강렬한 햇볕 아래서 2~3 시간 방치한 후 식혀서 포장한다.

⑤ 홍고법

백출, 천문동, 비자, 백과 등이 이미 습기를 입었을 경우에 사용한다. (천문동은 불의 세기를 약하게 하여 표피층의 파열을 방지) 곤충류 약재를 홍고할 때에는 뒤집을 때 조심하여 충체가 훼손되지 않도록 하고, 불의 세기가 지나치게 세면 충체를 태우기 쉬우므로 주의한다. 동물류 중 구신, 자위피, 수달간 외에는 모두 홍고한다.

⑥ 열증법

전분이 많은 약재들을 시루에 찌는 방법으로 황정, 백과 등에 응용한다.(황정을 찌면, 발효 효과가 좋아지고, 능히 살충도 된다.)

⑦ 초자법

소량의 백자인에 범유의 흔적이 있을 때, 청초 혹은 부초한 후 밀기울을 체로 분리하고 냉각하여 저장한다.

⑧ 약재 훈증법

Aluminium phosphide(AIP), chloropicrin(CCl_3NO_2)등의 약제를 사용하여 훈증한다. 백자인, 사군자, 욱리인, 행인, 도인, 호도인, 오미자, 당삼, 회우슬, 당귀 등은 AIP 약제를 사용할 수 있다. 천우슬, 당삼, 당귀, 독활, 길경, 방풍, 천문동, 창포, 백부, 판람근, 지모, 사삼, 천궁, 백출, 전호, 창출 등은 유황 훈증도 가능하다. 하지만, 약재 중에서 SO_2가 검출될 수 있으므로 가급적이면 사용하지 않는 것이 좋다.

한약저장학

3 한약재의 변색 예방

(1) **변색이 쉬운 약재** : 월계화, 매화, 관동화, 홍화, 금은화, 괴화, 연자육, 통초, 마황 등(이 중 월계화, 관동화가 가장 잘 변색된다.)

(2) **변색이 쉬운 약재의 보관**

① **진공포장 또는 질소충전**

산소를 차단하여 산패나 부패를 방지할 수 있다. 진공포장의 경우 대기압에 의해 부서지기 쉬운 한약재에는 적용하기 힘들다. 대신 기체를 충전하면 진공포장의 문제점을 해결할 수 있다. 불활성 기체들이 충전용 기체로 적당하며, 가격 문제로 인해 공기에서 얻을 수 있는 질소가 많이 사용된다.

② **밀봉법**

밀봉하여 흡습으로 인한 변색을 방지한다. 대량은 창고에 저장하고, 소량은 상자에 저장하여 밀봉한다. 수분의 함량은 안전 수분 이내로 하며, 곰팡이가 생기는 계절 이전에 시행한다.

③ **흡조법**

조작 중 잘 뒤집어서 습기가 균일하게 되도록 하면, 꽃의 색깔을 선명하게 유지되며, 기미가 변하지 않는다.

④ **홍고법**

약재를 넓게 골고루 펴고, 화력이 세지 않게 하며, 단시간 내에 처리한다.

⑤ **그늘에 말리는 방법**

약재 상면을 깨끗한 마포로 덮어서 직사광선을 차단시키고, 바람에 날리는 것을 방지한다.

⑥ 약재 훈증법

훈증 시간이 짧아야 향기를 잃지 않는다.

4 특수 한약재 보관

(1) 독극 한약재의 저장

① 광물 및 독극약 제품

밀봉 용기에 저장하여 습기를 받지 않도록 주의하며, 고온으로 인한 변질을 방지한다. 흡습, 저온, 통풍 설비가 잘 되어 있는 곳에서 보관한다.

② 동식물성 독극약

대체로 수량이 적으므로 상자, 통, 항아리, 비닐봉지 등에 넣어 밀봉 저장한다. 수량이 많을 경우에는 창고 내에 밀봉 저장하거나, 저온 저장한다. 약재 중 수분 함량이 높을 경우에는 폭서나 홍고법, 흡습법 등으로 전처리를 한 후에 저장한다.

(2) 귀한 약재의 저장

① 중요한 귀한 약재

인삼, 해마, 해룡, 합사마유, 동충하초, 사향, 연와(제비집) 등은 쉽게 습기를 받으므로 곰팡이나 해충이 잘 발생한다. 웅담은 열을 받아 건조가 심해지면 말라 벌어지고, 사향은 용기가 치밀하지 않으면 쉽게 휘발하여 그 기미를 잃는다. 녹용은 투건하지 않으면 내면이 부식하여 냄새가 난다. 당삼은 곰팡이와 충이 잘 발생하고, 쉽게 변질된다. 인삼, 후조, 우황 등은 질이 약해 쉽게 부서진다.

② 귀한 약재의 저장과 보존

건조 후 밀봉하여 서늘한 곳에 저장한다. 저장 중 습기이나 열에 의한 피해를 방지하기 위해 창고 내 온도는 30℃ 이하, 습도를 70%이하로 유지시킨다. 전문인을 두어 보관 관리에 책임을 지도록 한다. 저장 중에 검사를 시행하여 그 결과를 상세히 기록해 둔다.

녹용은 장뇌분, 화초, 세신 등과 같이 넣고 톱자리는 종이로 감아 저장한다. 해충이나 곰팡이 발생을 방지하고, 녹용의 피모와 미관을 안전하게 보존할 수 있다.

사향은 도기나 유리병에 넣은 후 파라핀으로 입구를 봉한 후 저장, 수시로 용기를 흔들어서 사향이 눌려 덩어리가 되고 변색하는 것을 피한다.

사향, 인삼, 연와, 합사마유 등은 곰팡이가 쉽게 발생하는 장마철에 전기냉장고를 사용하여 온도는 5℃ 좌우로 한다. 반드시 밀봉 포장하여 습기의 침입을 막는다. 단점은 약물을 저온 상태에서 꺼낼 경우 흡수가 극히 쉬우므로 변질 속도가 더 빨라질 수 있다.

III 이물질의 종류

1 불순물 섞기(Sophistication)

고의로 가짜 혹은 품질이 나쁜 것을 속일 목적으로 첨가하는 것으로 예를 들면 천화분 가루에 증량을 목적으로 밀가루를 섞고, 고춧가루로 매운 맛을 내고, 울금가루로 색깔을 속이는 것이다.

혼재물(Admixture)

혼재물, 우연히 혹은 무지나 부주의에 의해 혼재되는 것으로 우슬 등의 뿌리 한약재에 소량의 흙이 붙어 있는 경우이다.

 ## 바꿔치기(Substitution)

면실유를 올리브유로 속인다던지, 음양곽 대신 꿩의 다리를 파는 경우처럼 가짜로 속이는 경우이다.

 ## 저품질(Deterioration)

품질이 저하된 것을 원 약재 대신 파는 경우로 마황이나 갈근 등을 제약회사 등에서 이미 엑스를 추출해서 유효 성분이 거의 없는 약재를 재건조하여 시중에 유통시키는 경우이다.

 ## 부패(Spoilage)

곰팡이나 해충 등의 손상을 현저하게 받은 경우이다.

 ## 열등품(Inferiority)

열등품, 즉 품질이 매우 낮은 것을 의미한다.

제 5 장
한약재의 저장기간

Ⅰ 저장기간의 종류 • 73

Ⅱ 저장기간 표시방법 • 75

제5장
한약재의 저장기간

I 저장기간의 종류

우리나라 유통기한의 의미는 'Expiration date(유통기한 날짜까지만 섭취가능)' 개념이 아니라 'Sell by date(식품의 제조일로부터 소비자에게 판매가 허용되는 기한)' 개념으로서, 정해진 방법으로 보관한 경우 부패, 산패, 기타 품질 저하를 수반하는 위생 상 위해발생 우려가 없다고 인정하는 기일을 표시한 날짜이다. 이 기한 내에 적정하게 보관, 관리된 제품은 안심하고 믿고 마시거나 먹을 수 있다는 의미이며, 제조업체가 제품의 품질이나 안전성 등에 대해 소비자에게 책임지고 보증한다는 상징이다.

선진국에서는 대부분 유통기한 표시가 법적으로 의무화되지 않고 식품업체 자율에 맡겨져 있거나 변질이나 부패가 우려되는 품질변화가 빠른 제품에 대해서만 소비기한/사용기한을 사용하도록 하고 있다. 그 외에는 상미기한, 품질 유지기한 등으로 표시하고 있다.

저장 기간의 종류는 크게 다음의 3가지로 나눌 수 있다.

최대 저장 기간(Maximum possible shelf life, MSL)

어떠한 산소, 수분, 빛과 같은 저장 위해 요인들이 완전하게 제거 됐을 때, 이루어질 수 있는 저장 기간을 말한다. 내용물은 온도를 제외한 모든 요인들로부터 완벽하게 보호받았을 때의 저장 기간을 말하며, 한약 그 자체의 안정성에 의해 저장 기간을 결정한다. 최대 저장기간은 한방상품 개발 여부 결정에 대한 중요한 자료로 사용되는데, 이 기간이 회사가 제품 유통 시 최소한 요구되는 저장 기간보다 적을 경우에는 제품 개발이 어렵게 되는 경우가 있다. 예를 들면 기능성 음료를 개발하고자 하는데 이 제품의 최대 저장 기간은 6개월에 불과한데, 유통 및 판매 그리고 반품에 들어가는 시간이 최소 6개월 이상이라면 이 제품 개발은 어려워지게 된다.

 최소 요구 저장 기간(Required shelf life, RSL)

한방상품이 어떤 기간까지 반드시 유통되어야 하는 저장 기간을 말한다. 이 기간은 제품 개발비용과 유통 구조와 같은 경제적인 고려에 의해 좌우된다. 예를 들면 한 회사가 음료를 개발하려고 하는데, 유통 구조상 중소 도시나 산골의 작은 가게에까지 배달되는데 30일이 소요되고, 반품 처리에도 또 30일이 소요된다면, 이 제품은 최소한 RSL이 5개월 이상이 필요하다는 결론에 도달하게 된다. 왜냐하면 제품의 원활한 판매를 위해서는 유통 및 반품 기간 이외에도 최소한 판매 가능 기간이 3개월은 추가로 필요하기 때문이다.

포장 저장 기간(Packaged shelf life, PSL)

한약 포장의 실제 유통조건에서의 저장 기간을 말하며, 포장조건 개선을 통해서 저장 기간을 증가시킬 수 있지만, 일반적으로 동시에 비용도 증가시키게 됨으로 저장 기간 증가로 발생하는 경제적인 이득과 비용 등의 경제성 고려가 필수적이라고 할 수 있다.

위 3가지 저장 기간 중에서, MSL(maximum possible shelf life)이 가장 길고 다음으로는 PSL(packaged shelf life), RSL(required shelf life) 순서로 저장 기간이 길다. 제품 개발 시에는 MSL과 PSL이 RSL 보다 길어야 제품 개발의 상업적 근거가 있게 된다.

Ⅱ 저장기간 표시방법

포장재에 소비자가 품질 안전성을 확인 할 수 있도록 저장 기간을 표시하도록 하고 있다. 표시 방법은 다음과 같다.

① 년, 월, 일 표시 품목 : 빵류 및 과자류, 유가공품, 식육제품, 어육제품, 청량음료
② 년, 월 표시 품목 : 통조림, 병조림, 면류, 인스턴트
③ 월, 일, 시 표시 품목 : 도시락

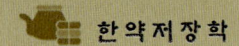 한약저장학

위 기준은 최소 기준으로서, 회사가 소비자에게 품질에 대한 신뢰를 높이기 위하여, 표시 내용을 더욱 세분화하여 인쇄하는 경향이 늘어나고 있다. 예를 들면 우유의 경우는 년, 월, 일 표시 품목인데 일부 업체에서는 생산한 시, 분, 초까지 표시하는 경우도 늘어나고 있다.

또한 저장 기간 표시 방법에는 실제로 제품을 생산한 날을 기준으로 할 것인지, 아니면 그 제품을 포장한 날짜를 기준으로 할 것 인지, 제품의 특성에 따른 다양한 표시 방법이 있으며 그 내용은 다음과 같다.

 제조 일자 표시 방법(date of manufacture)

전통적인 방법으로 실제로 내용물의 생산된 날을 기준으로 표시하고 있으며 업체에서 선호하고 있다. 그러나 소비자의 입장에서는 제조일자 뿐만 아니라 해당 제품의 저장 기간까지 살펴야 품질을 확신할 수 있는 번거로움이 있는 방법이다.

 포장 일자 표시 방법(pack date)

포장공정이 중요시되는 최근 산업의 발전으로, 내용물의 생산일자와 포장일자가 다른 경우가 있으므로 정확한 정보를 소비자에게 알려 줄 수 없는 한계를 가지고 있다. 따라서 저장 기간이 짧은 제품에는 특히 적합하지 않으며, 소비자에게 제품의 정확한 저장기간 파악에 혼란을 줄 수 있다.

판매 최종 일자 표시 방법(sell by date)

　소비자에게 판매 가능한 최종일을 말하며, 이 날짜 이 후에도 가정에서의 평상적인 보관 기간을 가져야 한다. 즉, 소비자가 오렌지 주스를 구입했다면 가정에서 이 제품을 소비하는데 일정한 시간이 필요하게 된다. 따라서 소비자는 최소한 그 제품의 정상적인 소비에 필요한 기간만큼을 저장 기간으로 가지고 있는 제품을 구입해야만 가정에서 소비하는 동안 변질되지 않은 제품을 섭취하게 되는 것이다. 이 표시 방법은 선진국에서 많이 사용하는 방법으로서, 소비자 입장에서 가정에서의 소비 기간까지 고려했다는 점과 할인점의 등장으로 대용량 제품의 판매가 증가하고 있다는 점에서 매우 유용한 표시 방법이라고 할 수 있다.

 ## 최소 유효 기간(best before, best if used by date)

　정해진 저장 조건하에서 제품이 이상 없이 거래될 수 있는 상태로 유지되고, 규격으로 제시된 특정 품질이 유지될 수 있는 최종일을 말하며, 이 날 이 후에도 제품의 품질은 소비에는 지장이 없는 전체적으로는 만족할 만한 상태를 유지하고 있다. 일본에서는 특히 이것을 상미기간이라는 말로 표시하고 있으며, 기호식품(커피, 전통차 등)을 중심으로 폭 넓게 사용되고 있다. 최소 유효 기간은 소비 수준이 높아질수록 사용빈도가 증가할 것으로 예상된다.

5 권장 최종 소비일, 유효 만기일(used by date, expiration date)

소비자가 기대하는 품질을 유지할 수 있다고 예측되는 최종 날짜로서, 이 날 이후에는 제품의 거래 및 소비가 금지된다. 이 방법은 국내에서 제조일자 표시방법과 함께 가장 많이 사용하는 방법이다. 그러나 이 방법은 다음의 두 가지 면에서 문제점이 지적되고 있다. 하나는 소비자가 매장에서 제품 선택 시에 유효 만기일이 가장 많이 남은 제품을 선택하는 경향을 보이기 때문에 업체에 재고 부담을 줄 수 있다. 다음으로는 대용량 제품의 판매가 증가하는 현실에서 소비자의 제품 구입 후 소비기간은 고려하지 않았다는 점에서 생산자에게 유리한 방식이라고 할 수 있다.

최근에 국내 한약시장에서의 저장기간 설정은 자율화가 이루어져, 업체의 연구 결과 제시가 가능한 경우에는 그 결과를 인정하여 저장 기간을 연장하여 주고 있다. 물론 저장기간 연장의 성공에는 소비자의 올바른 제품 구입에 대한 의식 전환도 중요한 요인이라는 점을 부인 할 수 있다. 저장 기간 연장은 단순한 업계의 이익 창출은 물론이고 한약자원의 효율적인 활용 그리고 환경보호라는 측면에서 매우 중요한 일이므로 지속적인 투자와 연구가 매우 중요하다고 할 수 있다.

제 6 장
한약의 저장방법

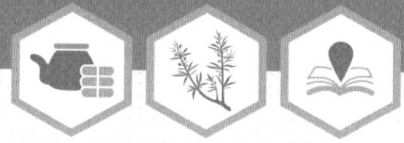

Ⅰ 건조 • 81

Ⅱ 가열 • 92

Ⅲ 통조림 • 97

Ⅳ 레토르트 파우치 • 104

Ⅴ 기체조성 변경 • 108

제6장
한약의 저장방법

한약재 유통에 있어 시장성 등 여러 가지 요인들이 있을 수 있는데 그 중에서 저장성도 빼 놓을 수 없는 중요한 요소라고 할 수 있다. 아무리 시장성이 좋다고 하더라도 제품 생산 후 판매 및 유통 그리고 반품에 필요한 최소한의 저장 기간을 가지고 있지 못하다면 해당 제품의 대량 생산은 어려워진다. 그런 관점에서 한약재의 저장성을 높이는 방법이 매우 중요하다고 할 수 있다. 저장성을 높인다는 것은 단순히 미생물학적인 그리고 화학적인 변패를 막는다는 개념에서 원래 초기 품질을 그대로 유지한다는 엄격한 개념으로 발전하고 있다. 저장성을 높이는 방법으로는 건조, 가열, 포장방법의 변화 등으로 구분할 수 있다.

I 건조

건조는 고전적으로 가장 광범위하게 사용되고 있는 저장 방법의 일종으로, 기화나 승화 과정을 거쳐 수분을 제거하여 자유수를 감소시키는 과정을 폭넓게 말한다. 건조 과정을 통하여 한약의 중량이 감소하여 수송이 편리해지고 수분의 화학 반응 유발 및 미생물 번식의 역할이 없어짐에 따라 한약의 저장기한을 늘리게 된다. 그러나 이러한 건조 과정을 통하여 수분 감소에 따른 조직감의 상실 그리고 건조 촉진을 위한 가열 과정은 또 다른 품질저하를 초래할 수 있어 수분 건조로 생기는 저장 기간 증가의 이익과 가열로 생기는 품질저하를 잘 조화시키는 것이 매우 중요하며, 가열을 최소화하면서 건조속도를 높일 수 있는 방법 개발이 매우 시급하고 중요한 과제라고 할 수 있다.

1 건조과정

건조는 기화나 승화 과정을 거쳐 자유수를 제거하여 공기로 배출하는 과정이라고 할 수 있다. 따라서 같은 온도, 같은 습도라고 할 경우에는 공기와의 닿는 면적을 증가시킬 경우에 건조속도를 높일 수 있다. 공기와의 접촉하는 면적을 증가시키기 위해서는 건조하고자 하는 한약을 넓게 하는 것이 건조속도에는 유리하다고 할 수 있다. 우리가 빨래를 건조할 때도 넓게 펼쳐서 건조하는 것이 효과적인 건조방법인 것처럼 한약재도 공기와의 닿는 면적을 최대한 증가시키는 것이 건조 속도를 높이는 좋은 방법이 될 수 있는 것이다. 또한 두꺼운 옷 보다는 얇은 옷이 건조가 잘 되는 것을 우리는 경험으로 알 수 있다. 그것은 옷 내부에 있는 수분이 건조되기 위해서는 옷 표면으로 이동해야 하는데 얇은 옷에 비하여 두꺼운 옷은 수분의 표면으로의 이동 거리가 길어서 건조에 더 많은 시간이 소요되는 것이다.

이런 경우에는 보듯이 한약재의 건조속도를 높이기 위하여 한약재를 가능하면 넓고 얇게 썰어 건조하는 것이 건조 효율을 높이는 방법이라 할 수 있다. 감자 칩의 경우도 감자를 얇게 절단하여 공기와의 닿는 면적을 증가시킴으로서 건조 속도를 높이고 튀기는 과정을 원활하게 해주는 역할을 증대시키고 있다.

이러한 수분 증발의 단계를 살펴보면 먼저 한약재 표면에 있는 수분이 증발되고 나면 한약재 내부에 있던 수분이 수분 농도 차이에 따라 수분 함량이 줄어든 표면으로 이동하는 수분 확산 현상이 일어나고 이렇게 표면으로 이동한 수분이 다시 증발하는 과정을 거치게 된다.

한약재 표면에서의 수분의 공기로의 증발 → 한약재 표면과 내부와의 수분 농도 차이 → 모세관 현상으로 인한 수분의 한약재 표면으로의 확산 → 공기로의 증발

따라서 한약재 내부에 지질과 같은 성분들이 고농도로 존재할 경우에는 내부에 존재하는 수분의 확산이 저해되어 건조 속도를 떨어뜨리게 된다.

건조 속도를 높이는 방법

한약재의 건조속도를 높이기 위해서는 우선 앞에서 언급한 건조의 기본 과정을 잘 이해해야 한다. 공기와의 접촉 면적을 증가시키기 위해서는 한약재의 크기와 모양이 중요하다. 표면이 크면 클수록 접촉 면적 증가로 수분의 증발이 촉진되고 한약의 두께가 얇을수록 수분의 내부에서 표면으로의 이동이 신속하게 이루어지는 장점으로 건조 효율이 높아진다. 같은 이유로 지질 함량이 높은 제품일수록 수분의 이동 속도가 늦어져 건조 효율이 떨어지게 된다. 결론적으로 건조하고자 하는 한약재의 모양은 작고 얇게 썰어서 건조하는 것이 좋고 성분은 지질 함량이 적을수록 건조 효율이 높아지게 된다.

건조하는 한약재뿐만 아니라 건조의 주변 조건도 건조 효율에 많은 영향을 미친다. 우선 공기의 속도가 빠르고 공기의 온도가 높을수록 수분의 증발 속도가 증가하게 된다. 또한 건조실 또는 주위 환경이 건조할수록 건조 속도는 높아지게 된다.

3 건조 시 유의 사항

　다른 제품과는 달리 한약재는 건조 시 세밀한 주의가 필요하다. 건조 속도를 높이기 위해서 가열 온도를 높일 경우에 한약재의 품질(맛, 색, 향, 유효성분)을 저하시킬 뿐 만 아니라 조직감에도 나쁜 영향을 미치는 경우가 종종 발생할 수 있다. 우리는 찰흙을 가지고 조형물을 만든 경험을 가지고 있다. 그런 찰흙 조형물을 급한 마음에 아주 뜨거운 곳에 두면 건조가 제대로 이루어지지 않고 찰흙 표면이 갈라지는 현상을 보기도 하고 가뭄이 심한 날씨에는 논바닥이 갈라지는 경우를 보곤 한다. 이러한 현상이 발생하는 이유는 표면에서 일어나는 수분의 증발속도가 한약재 내부에서 수분이 표면으로 이동하는 속도 보다 매우 빠른 경우에 발생한다. 즉, 표면에서 수분이 급격하게 증발되는 상황에서 내부로부터의 수분 증발이 원활히 이루어지지 않는 경우에 한약재 표면이 갈라지는 현상이 발생되며 이를 표면 피막 경화 현상(case hardening skin effect)이라고 한다. 이런 현상은 초기 건조 온도가 너무 높은 경우뿐만 아니라 한약재의 성분이 농축되어 있거나 지질 함량이 많아 수분이 내부에서 표면으로 이동하는 것을 지연시켜 이런 표면 피막 경화 현상이 발생하곤 한다. 이런 현상을 최소화하기 위해서는 한약재를 얇게 썰어 건조하거나 그늘에서 서서히 건조하는 것이 좋은 방법이라고 할 수 있다.

 ## 4 건조방법의 종류

(1) 자연 건조

　자연 건조는 바람이나 태양열을 이용하여 수분을 제거하는 방법으로 주로 그늘을 이용하여 환기가 잘 되는 곳에서 건조하는 음건법을 사용한다.

건조하고자 하는 한약재의 두께가 얇고 지질 함량이 높지 않은 경우에는 직사광선을 이용하는 경우도 종종 있으나 이용에 신중한 판단이 필요하다.

(2) 인공건조

인공건조는 건조속도를 증가시키고 한약의 대량 생산을 위하여 사용하고 있으며 진공 상태의 적용 여부에 따라 상압 건조와 감압 건조로 나누어 질 수 있다. 인공건조는 건조속도를 높일 수는 있으나 열을 가열함에 따라 품질 변화를 유발하는 경우가 있어 열적용 온도와 시간을 줄이는 것이 매우 중요하다. 따라서 진공 적용을 통한 건조 시 품질 변화를 최소화하는 방법 등이 개발되어 일부 적용되고 있다. 감압 시에는 위에서 눌러주는 압력이 줄어들어 한약재 표면에서 수분이 공기로의 기화를 쉽게 해주는 면이 있으며 한약재 내부에서 수분이 표면으로 이동하는 것도 촉진시킬 수 있어 열처리 조건을 완화하여 한약재의 품질 변화를 최소화 할 수 있다.

① 상압 건조

- 온돌식 건조

  가장 간단한 가열 건조 방식이며, 아래에 가열 장치 부착하여 바닥을 가열하여 한약을 직접 가열된 바닥에 접촉시켜 건조하는 고전적인 방식으로 고추나 곶감 등을 건조할 때 사용하는 방식이다.

- 열풍 건조 방식

  가열된 공기를 한약에 보내 건조하는 방식으로 가열된 공기 및 한약의 건조 방향, 건조 용기의 종류, 가열하고자 하는 한약의 종류 등에 따라 적합한 건조 방식을 선택하는 것이 필요하다. 대표적인 방법으로는 킬른(kiln)식 건조, 쟁반(cabinet or tray)식 건조, 터널식 건조 방법이 있다. 먼저 킬른(kiln)식 건조기는 맥아 또는 호프 건조에 이용하는 방식으로 건조실 아래 부분에 가열 장치를 설치 공기를 가열하여 맥아나 호프가 놓인 마루판 같은 넓은 표면을 가열하여 건조하는 방식이다. 비교적 간단한 방법으로서 곡물류의 대량 건조에 적합한 방법이다. 다음으로는 쟁반(cabinet or tray)식 건조 방법을 들 수 있다. 이 방법은 여러 선반이나 쟁반을 일정한 간격을 두고 배치하고 뜨거운 열기를 이용하여 한약을 소규모로 건조하는 방법이다. 퀼른 방식에 비하여 이 방법을 이용하면 쟁반 마다 다양한 종류의 한약을 동시에 건조할 수 있는 장점이 있어서 다품종 소량 생산에 적합한 방식으로 과실류를 건조하는데 많이 사용하고 있다.

그러나 킬른 방식이나 선반식 방법은 건조하고자 하는 한약이 고정되어 있어서 한약의 수분 함량에 따른 건조 방법을 채택하는데 어려움이 있다. 실제로 건조되는 한약의 수분 함량은 초기에 가장 높고 건조가 되어 가면서 감소되고 있으며 열풍의 온도도 분출되는 초기에는 매우 높지만 마지막 단계에서는 초기에 비하여 열풍의 온도가 낮아지는 경우가 대부분이다. 따라서 한약의 수분 함량에 맞추어 한약을 계속 이동시키면서 그 때에 적합한 온도의 열풍을 보내 준다면 훨씬 효율적으로 품질의 변화를 최소화 하면서 한약을 건조시킬 수 있을 것이다. 이런 필요성을 부분적으로 해결시킨 방법이 터널(tunnel)식 건조이다. 이 방식은 마치 탄광에서 석탄을 캐낸 뒤에 탄을 실은 차를 입구로 이동시키는 것처럼, 각각의 카트(cart)에 건조하고 하는 한약을 담고 벨트를 이용해서 건조실에서 이동시키면서 열풍에 접촉시키는 방식이다. 우선 한약의 이동과 열풍의 흐름이 같은 방향이라고 한다면 건조가 처음 시작되는 한약에 접촉하는 열풍의 온도가 열풍 출구에서 바로 나왔으므로 가장 높고, 반대로 한약의 이동과 열풍의 흐름이 반대 방향이라면 건조되는 한약이 처음에 접촉하는 열풍의 온도는 건조실에서 이미 순환되었음으로 가장 낮고, 한약이 건조실을 빠져 나오면서 마지막으로 접촉하는 열풍은 열풍 출구에서 바로 나온 열풍임으로 온도가 가장 높을 것이다. 이런 한약의 흐름과 열풍 흐름의 방향에 따른 순방향(co-current)터널 건조와 역방향(counter-current)터널 건조는 건조 효율에서 많은 차이점을 주고 있다.

우선 역방향 흐름(counter-current)에서, 초기에 한약이 접촉하는 열풍의 온도는 이미 반대편 열풍 출구에서 나와 건조기를 통해서 온도가 내려간 열풍을 만나게 된다. 그러나 한약이 건조기를 빠져 나가기 전에 마지막으로 만나는 열풍은 열풍 출구에서 바로 나온 열풍임으로 가장 높은 온도로서 한약을 확실히 건조시키는 장점이 있다. 또한 한약의 입장에서는 초기에는 가장 낮은 온도의 열풍을 접촉하게 되고 마지막으로 만나는 열풍의 온도가 가장 낮음으로서 표면 피막 경화 현상도 최소화 할 수 있는 장점도 동시에 보여줄 수 있다. 그러나 건조실에서의 열풍의 흐름과 한약의 흐름이 반대 방향임으로 한약의 벨트 동작에 필요한 운영비가 많이 드는 단점이 있다.

한편 한약의 흐름과 열풍의 흐름 방향이 같은 순방향 건조의 경우, 한약이 초기에 높은 풍열을 흡수함으로 인하여 피막 건조 현상이 발생할 가능성이 있고 한약의 건조 마지막 단계에서 접촉하는 풍열이 가장 낮아 수분을 재흡수 할 가능성이 있다. 그러나 이런 순방향 터널식 건조 방식은 유지비용 부담이 상대적으로 적은 장점이 있다.

현재 상용화되고 있는 터널식 건조 방법은 위 두 가지 순방향과 역방향을 혼합한 방식이 유용하게 사용되고 있다.

- 입자 건조 방식(spray dryer)
    앞에서 언급한 열풍 건조 방식은 일정한 형태를 가지고 있는 제품을 건조하는 방법으로 건조 후에도 형태와 모양이 완전히 변하지 않는다. 그런데 액체 형태를 가지고 있거나 식품 중의 일부는 건조 과정을 통하여 형태와 모양을 변경할 필요가 있는데 대표적으로는 커피, 분유 또는 분말주스 등이 있다. 분유의 경우 우유의 건조 과정을 통하여 단순히 수분만을 제거하는 것이 아니고 분유 사용 시 물에 잘 녹을 수 있도록 입자의 크기를 조절하고 필요한 물질을 첨가할 필요가 있는데 이를 위해서는 입자 건조 방식(spray dryer)이 매우 효과적이다.

입자 건조 방식은 액체 상태를 입자의 형태로 분무하며 그 순간에 열풍을 가하여 입자의 형태로 액체를 건조시키는 방식이라고 정의할 수 있다. 따라서 수분 제거뿐만 아니라 한약의 형태를 액체에서 입자형 고체로 만들어 소비자의 제품 이용에 도움을 줄 수 있도록 하는 방법이다. 이 방식을 사용하는 제품에는 주로 분유나 커피 그리고 프림 같은 용해도가 제품의 사용 편리성에 중요한 영향을 주는 것들로서 따라서 용해도를 결정할 수 있는 입자의 크기가 매우 중요하며 따라서 입자의 크기를 결정하는 단계인 atomization step이 매우 중요하다. 입자의 크기가 너무 크면 물에 닿는 면적이 최소화 되어 용해도가 줄어 들 수 있으며 입자의 크기가 너무 작으면 물속에 가라앉기 때문에 결과적으로 용해도가 감소될 수 있다. 따라서 용해도를 높이기 위해서는 물에 가라앉을 정도의 최소한의 작은 입자들을 만들어 물에 닿는 면적을 최대화하는 것이 매우 중요하다. 적당한 크기의 입자화를 통해 용해도를 증가시킬 수 있을 뿐만 아니라 입자식 건조 방법은 물과 지방을 잘 혼합하도록 도와주는 계면 활성제(emulsifier)를 한약에 첨가하는 것이 용이하여 용해도를 높이는 방법으로 보완하여 사용하기도 한다. 용해도 증가의 장점 이외에도 입자식 건조 방법은 작은 입자를 가열 처리하여 건조함으로 건조 효율이 매우 높아 열 변성으로 품질 변화를 최소화 할 수 있는 장점이 함께 있다.

그러나 입자식 건조 방법은 설치비가 많이 들고 점도가 높은 제품의 경우 입자화가 어렵고 입자화 과정에서 기술력에 따라 미세한 입자가 다량 발생하여 재료의 낭비를 초래하고 이를 회수하는데 비용이 발생하는 문제점을 가지고 있다.

요약적으로 용해도를 높이기 위한 건조 입자의 조건은 a large wettable

surface(물에 용해 시 물에 닿는 면적을 최대화시킨다)를 갖고, sinkability(적절한 무게를 가진 입자를 만들어 물에 가라앉도록 한다. 너무 가벼우면 가라앉지 않는다), 그리고 dispersibility(물에 분산성을 높여 준다. 레시틴과 같은 계면활성제를 첨가한다)를 가져야 한다.

- 드럼식 건조 방식

    입자식 건조 방식의 단점인 점도가 높은 제품에 적용하기 어려운 점을 개선하기 위한 건조 방식이 드럼식 건조이다. 이 방법은 입자식 건조 방법의 장점인 건조 시 가열 시간을 줄이기 위하여 한약재를 피막 형태로 넓게 하여 가열된 열판이나 벨트 표면에 접촉하여 건조함으로서 신속하게 건조할 수 있는 방법이다. 이 방법은 종종 일부 진공 상태에서 건조하여 건조 효율을 높여주기도 한다.

② 감압건조

- 진공건조

    고온 가열을 통한 건조는 한약의 열 변성을 유발하게 되어 한약의 색, 맛, 향이 변화되면서 조직의 복원성도 떨어진다. 따라서 가열을 최소화하면서 건조하는 것이 매우 중요하다. 건조 과정에서 언급한 것처럼 건조를 쉽게 하는 방법에는 표면적을 넓게 하고 얇게 썰어주는 한약의 모양과 형태뿐만 아니라 건조 조건 중에서 감압이나 진공을 하여 주면 위에서 눌러주는 힘이 줄어들어 한약 표면에 있는 수분이 쉽게 증발되고 한약 내부에 있는 수분도 표면으로 보다 쉽게 이동되어 건조를 촉진하게 되고 표면 피막 경화 현상도 최소화 할 수 있는 장점이 있다. 그러나 이러한 진공 건조 방법도 무시할 수 없을 정도의 열을 가해야 하고 수분의 재흡수 시 조직의 복원성이 좋지 않은 단점은 가지고 있다.

- 급속동결 진공건조

진공 건조가 가지고 있는 단점을 극복하기 위한 방법으로 등장한 건조 방법이 급속 동결 진공 건조 방법이다. 이 방법은 한약의 색, 맛, 향, 물리적 성질을 거의 그대로 유지 가능하고 조직의 복원성도 현재까지는 가장 좋은 저장 가공 방법으로 알려지고 있으며 기본적으로 다음과 같은 문제점을 해결하고자 개발되었다.

한약의 수분 활성을 제거하여 한약의 저장성을 높이는 역할을 할 수 있으나 수분 건조 시 열을 가하는 과정에서 한약의 품질 변화를 필연적으로 초래하는 단점이 지적되고 있다. 수분의 활성을 제거하는 또 다른 방법은 냉동이라고 할 수 있다. 그러나 냉동 방법은 수분의 동결 과정에서 부피가 증가하여 한약의 조직감 상실 및 색이나 향 등의 품질 변화를 유발하는 단점이 있으며 저장 조건을 항상 냉동으로 유지해야 함으로서 유지비 부담을 증가시킬 수 있는 문제점을 가지고 있다. 따라서 가장 좋은 방법은 수분의 활성을 제거하면서 열사용을 최소화하고 상온에 저장할 수 있으며 냉동을 하더라도 수분의 부피 증가로 인한 품질 변화를 최소화 하면서 수분의 재흡수 시에 복원성을 향상시킬 수 있어야 한다. 이러한 요구 조건을 충족시키기 위하여 개발되고 적용되고 있는 방법이 바로 얼음의 승화에 의한 건조 방법인 급속 동결 진공 건조 방법으로 다음과 같은 단계로 이루어지고 있다.

> 한약을 급속 동결시킴 → 진공 건조실 → 얼음의 승화에 의한 건조

기본적인 과정을 설명하면, 우선 한약을 영하 30℃ 내지 40℃ 이하의 낮은 온도로 급속하게 냉동시킨다. 급속 냉동은 수분의 일반적인 동결 과정에서 발생하는 부피의 증가를 최소화 할 수 있다. 수분의 저

장 온도가 서서히 내려가면 수분은 규칙적인 배열을 할 시간을 가지면서 일정한 배열을 형성하면서 자신이 차지하는 부피를 증가시키며 얼음으로 변하는 과정을 거친다. 그러나 저장 온도가 급격하게 매우 낮은 영하 30℃ 이하로 내려가면 수분은 배열을 갖추기 전에 냉동되면서 이동성을 잃어버리게 된다. 따라서 습속 냉동을 하게 되면 수분 활성 특히 그 중에서도 한약 변질에 중요한 요인이 되는 수분의 이동성이 제거됨으로 인하여 부피 증가 없이 저장 조건을 늘릴 수 있으며 다른 용질의 이동도 억제하여 필요 시 수분의 재흡수를 용이하게 하여 한약의 조직감 등 품질 변화도 최소화 할 수 있다. 그러나 이러한 급속 냉동은 한약을 계속 냉동 상태로 저장해야 함으로 관리 비용을 증가시키고 장기간 냉동으로 발생하는 색이나 향의 변질을 초래할 수 있어 한계점을 가지고 있다. 그러나 이런 급속 냉동한 한약을 진공 조건을 적용한 뒤에, 한약의 품질에 영향을 주지 않을 정도의 약간의 가열만 하여 주면 냉동된 수분은 진공에 의해 유발된 증발의 용이함으로 인하여 고체 상태에서 기체 상태로 승화되어 증발하게 된다.

결과적으로 한약은 급속 냉동으로 부피 증가 없이 수분을 고체화시키고 한약 성분들의 이동성을 최소하고 진공을 통하여 매우 낮은 열로 수분을 고체에서 기체로 승화시킴으로서, 한약은 부피의 증가와 가열로 인한 품질 변화 없이 필요시 수분 재흡수가 용이한 저장성이 긴 가공 한약을 만들 수 있는 것이다.

이런 급속동결 진공건조 방법은 실제로 다양한 한약에 사용되고 있으며 앞으로 사용 범위가 확대될 것으로 보인다. 실제로 유탕면의 건더기스프 같은 경우 급속동결 진공건조 방법을 통하여 저장 기간도 대폭 증가 시켰으며 끓는 물을 만나면 원래의 조직감과 유사하게 복원되는 효과를 보여 주고 있다.

Ⅱ 가열

 가열을 통한 장기 저장 방법은 오랜 시간 동안 사용되어온 고전적인 방법으로 미생물의 사멸을 통해 저장 기간을 증대시킨다. 그러나 한약에 가열을 할 경우에는 미생물, 효소, 독소 성분 파괴를 통한 한약의 저장 기간 증대라는 긍정적인 효과와 함께 해당 한약의 영양 성분, 색소, 조직 그리고 향미 성분 파괴로 인한 품질 저하를 유발하는 단점도 지적되고 있다. 따라서 긍정적인 효과와 부정적인 효과의 조화를 최적의 가열 살균 조건 설정이 매우 중요하다고 할 수 있다.

열처리 온도에 따른 살균의 종류

 열처리 온도에 따라 저온 살균과 고온 살균으로 나누어지고 있으나 현재는 다양한 가공 방법의 발전으로 경계가 모호해지고 있다. 1980년대에는 우유의 가열 온도를 가지고 우유 업체 간 치열한 경쟁이 벌어지곤 하였다. 당시에 저온 살균을 주장하는 업체는 저온 살균을 통하여 우유의 영양소를 지킬 수 있다고 논리를 가지고 있으며 고온 살균을 주장하는 업체는 고온 살균을 통하여 미생물을 확실히 사멸시킬 수 있다고 주장하여 당시에는 소비자들의 많은 관심을 얻기도 하였다.

 물론 가열 시간이 동일하다면 가열 온도가 낮을수록 품질 변화를 고온 가열보다 최소화 할 수 있다. 그러나 현재의 가열 조건의 변화 추세를 보면 저온 장시간 살균보다는 고온 단시간 살균 방향으로 기술 개발이 이루어지고 있으며 품질 변화도 최소화되는 것으로 알려지고 있다. 그것은 살균 정도가 정해진 상황에서 가열 온도가 높을수록 정해진 살균 정도에 도달하는 시간이 저온 살균에 비하여 줄어들어 결과적으로 가열 시간이 줄어들어 품질 변화를 최소화 할 수 있다.

(1) 저온 살균(pasteurization)

섭씨 100℃ 이하에서 살균하는 경우는 영양 성분 파괴 최소화를 최소화 할 수 있으며, 병원성 미생물, 효모, 곰팡이 등의 미생물 살균은 가능하지만 포자 형성 미생물은 사멸하지 못한다. 따라서 미생물 오염의 문제가 발생할 가능성이 있으며 정해진 살균 정도를 얻기 위한 가열 시간이 길어져 오히려 영양 성분 파괴가 증가될 수도 있다.

(2) 고온 살균(sterilization)

섭씨 100℃ 이상으로 가열 살균하는 경우는 기본적으로 모든 미생물을 완전히 사멸시키는 것이 목표라고 할 수 있다. 그러나 모든 미생물을 완전 살균한다는 것은 현실적으로 불가능하고 또한 모든 미생물을 살균하기 위해서는 장시간 고온 살균이 필요한데 그럴 경우에는 한약의 영양 성분 파괴의 문제점을 지적할 수 있다. 따라서 병원성 미생물 사멸에 초점을 맞추고 모든 미생물의 사멸 보다는 한약의 가치를 보존하는 살균 방법 즉, 상업적 살균이 현실적으로 적용되는 살균 방법이라고 할 수 있다.

 열전달 방법

가열은 단순히 미생물 살균뿐만 아니라 섭취와 소화를 용이하게 하고 맛과 향을 개선하기 위해서 사용되며, 가열방법 및 가열조건에 따라 다음과 같이 나눌 수 있다.

(1) 조리(cooking)

맛있는 음식을 만들기 위한 열전달 과정을 말하며 조리 과정 및 가열 온도에 따라 baking(빵 등을 만드는 과정), broiling(고기 굽는 과정), roasting(볶는 과정), boiling(물을 이용해 끓이는 과정), stewing(점도가 있는 요리를 만드는 과정) 그리고 frying(튀기는 과정) 등으로 나눌 수 있다.

baking, broiling 그리고 roasting은 건열에 해당되며 보통 섭씨 100℃ 보다 높은 온도에서 가열되며 지질의 산화를 유발할 가능성이 높다. 반면에 boiling과 stewing는 끓는 물을 이용하는 방법으로 단백질의 변성에 주의해야 하는 방법이라고 할 수 있다. frying은 조리 방법 중에서 가장 높은 온도를 사용하는 조리를 하는 방법이다.

이 cooking 과정을 통해서 미생물 사멸 및 불필요한 효소의 활성화 억제 그리고 유해 독소를 파괴하고 향미 개선 그리고 소화 촉진과 같은 부수적 효과를 기대할 수 있다.

(2) 데치기(blanching)

육류나 채소의 동결이나 건조 및 통조림 제조 단계에서 열을 전달하는 과정을 말한다. 수증기나 뜨거운 공기 또는 전자레인지 등도 이용하지만 주로 물을 사용한다. 가정에서도 데치기(blanching)은 시금치 등을 뜨거운 물에 잠시 넣었다가 꺼내는 방식으로 많이 사용된다. 이 방법의 장점은 채소류의 변질에 관여하는 카탈레이스 또는 과산화효소를 불활성화 시키는데 유용하게 사용되고 있으며 통조림 제조 공정에서 한약 특히 야채류에 존재하는 용존 산소를 제거하는데 매우 효과적이고 부수적으로는 끓는 물을 사용함으로 세척하는 효과도 기대할 수 있다.

(3) 저온 살균(pasteurization)

이 방법은 전체 미생물을 살균하지는 못하고 병원성 미생물을 살균하는 것이 목적이다. 따라서 제품의 품질이 가열에 민감한 경우나 초기 균수가 많지 않은 경우에 사용할 수 있다. 가열 조건은 가열 조건(온도와 시간)은 미생물의 저항성 및 열에 대한 민감성에 따라 결정된다. HTST(high temperature and short time) 방법은 일반적으로 섭씨 121℃에서 15초 동안 살균하며, LTLT(low temperature and long time) 방법은 일반적으로 섭씨 65℃ 내외에서 30분간 살균하는 방법이다. 한약의 품질의 관점에서는 일반적으로 HTST가 더 효과적이다.

또한 살균한 제품은 보관 중에 미생물의 생육을 억제하는 조건에서 저장하는 것이 필요하다. 예를 들어 냉장 조건에 보관하거나 설탕이나 산을 한약에 첨가하여 미생물의 생육을 억제하거나 포장 재료나 포장 방법을 향상시켜 외부 환경과의 차단성을 높이기도 한다.

(4) 고온 살균(sterilization)

고전적인 의미로는 박테리아 포자까지 완전히 사멸시키는 살균 방법이다. 그러나 한약의 영양 성분의 파괴가 심하므로, 최근에는 상업적 살균 상태를 의미하는 경우가 많은데 저장 중 접할 수 있는 조건에서, 미생물 및 포자가 생육할 수 없는 상태를 말한다. 따라서 현재는 pasteurization과 의미가 혼합되어 사용되는 경우가 많으며, pasteurization과 sterilization이 한약의 살균 과정에서 뚜렷이 구분되어 사용 되지 않는 것이 현실이다.

3 열 저항성에 영향을 미치는 요인

한약재의 가열 살균 효과는 가열 온도와 가열 시간뿐만 아니라 한약재의 특성과 놓여 있는 환경에 많은 영향을 받게 된다. 특히 한약재의 pH나 성분 조성은 가열 효과에 많은 영향을 준다.

(1) pH

가열 효과를 높이기 위해서는 한약재의 환경이 강산이나 강염기에 놓여 있는 경우가 좋은데 이유는 일반적으로 포자는 강산이나 강염기에서는 열에 대한 저항성이 저하되기 때문이다. 반대로 열에 대한 최고의 저항성은 약산이나 약염기에 나타난다.

강산(high acid food, pH 3.7 이하)에서는 포자 형성 미생물의 생육 자체가 불가능하고 산성 (acid food, pH 3.7 ~ 4.5)은 일부 포자 형성 미생물의 생육은 가능하지만 살균에서 살균 지표가 되고 있는 독소 생성 미생물인 Clostridium botulinum의 생육은 어려운 것으로 알려지고 있다. 그러나 저산성(low acid food, pH 4.5 이상)은 클로스트리디움 보툴리눔(*Clostridium botulinum*)의 생육이 가능해 살균에 많은 주의가 요구된다.

(2) 온도

고온에서 생성된 미생물의 포자는 저온에서 생성된 포자보다 가열 살균에 대한 저항성이 크다.

(3) 한약재 성분 조성의 영향

한약재에 포화 및 불포화 지방산이 많이 존재 할수록 클로스트리디움 보툴리눔(*Clostridium botulinum*) 포자의 내열성이 증가함으로 보다 높은 온도의 장시간 가열 시간이 요구된다. 이것은 지질 성분의 단열 작용이 미생물 사멸의 가열 효과를 감소시키기 때문으로 보인다. 또한 소금 농도의 증가는 미생물의 안전성을 저하시켜 가열의 효과를 높이는 경우가 있으며 이것은 소금의 삼투압 작용 및 미생물의 세포막 분리 현상이 미생물의 가열 살균 효과를 증가시키는 것으로 이해된다.

(4) 성장주기

미생물의 성장주기는 열 저항성에 영향을 미친다. 미생물의 어린 세포는 성숙한 세포에 비해 열안전성이 떨어져 사멸이 상대적으로 용이하다.

Ⅲ. 통조림

건조에 의한 방법이 원료의 관점에서 주로 이루어지고 있다면 여기에 가열과 용기를 더하여 대량 생산의 산업화가 가장 먼저 이루어진 분야가 통조림이라고 할 수 있다. 일반적으로 통조림이라고 하면 steel/알루미늄에 제품을 가열 처리 후 충진 하는 과정을 거치는 것을 말하는데 유리병에 충진 하는 경우도 종종 있다.

통조림과 병조림의 제조 공정은 아래와 같으며 업체마다 약간의 차이가 있을 수 있다.

> 양철관(steel / 알루미늄)이나 유리병 등의 용기에 한약을 충진한다.
> ↓
> 탈기(내용물의 품질 보호)
> ↓
> 밀봉(외부 미생물 침입 방지)
> ↓
> 가열 살균(장기 저장)

1 장·단점

통조림이나 병조림은 제조 공정에서 재료를 가열하여 한약으로 만들고 이를 완전 차단성 용기에 충진하고 밀폐하고 다시 가열하는 과정을 거치기 때문에 다른 포장에 비하여 저장기간이 월등하다. 또한 내용물은 이미 조리가 된 상태이기 때문에 필요에 따라 내용물을 조리·가공하지 않고 그대로 이용도 가능하다. 보관 중에도 외부 오염 물질이나 병원성 미생물의 침투를 막을 수 있고 운반도 용이하고 쉽게 개봉해서 사용할 수 있는 장점이 있을 수 있다. 반면에 통조림이나 병조림은 조리 및 탈기 과정뿐만 아니라 밀봉 후 다시 가열하는 등 여러 차례의 가열 및 재가열 과정을 거치기 때문에 소비자에게 전달되는 최종제품의 품질은 저하될 가능성이 많다.

2 용기의 특징

통조림에 사용되는 용기 중에서 대표적인 금속은 알루미늄 캔과 steel can이라고 할 수 있다. 일반적으로 금속은 산소 등의 기체, 수분 및 광선을 완벽하게 차단할 수 있어 제품의 품질을 장기간 보존하는데 장점을 가지고 있으나 반대로 불투명이어서 제품 내용물을 보여 줄 수 없어 시각적인 효과를 기대할 수 없는 단점도 가지고 있다. 또한 내열성 및 열 및 전기 전도성이 우수한 특징을 가지고 있어 가열/냉각 조작이 용이하다. 금속은 다른 재료와의 복합화가 가능하고 기계적 강도가 우수한 장점을 가지고 있어 운반 및 포장 작업이 용이한 장점을 가지고 있다. 또한 대량 생산과 규격화가 가능하여 가격 경쟁력도 우수한 경제적인 장점도 가지고 있으며 환경적인 면에서도 재활용도가 높은 장점을 가지고 있다. 그러나 개봉이 용이하지 않은 점과 산성 제품에 접촉 시 녹이 생기는 단점 그리고 금속 냄새가 제품의 향미에 영향을 주는 단점도 있으나 맥주나 탄산음료에 광범위하게 사용되는 알루미늄 캔의 경우는 이런 단점을 해소하여 녹이 잘 생기지 않고 독성도 적어 위생상 안전하고 금속 냄새도 적어 향에 민감한 제품에 적합하다. 알루미늄 캔은 open이 용이하고 비중이 가벼워 소비자가 이용하기도 편리한 장점을 가지고 있다. 그러나 납땜이 잘 안 되는 점과 제조비용이 상대적으로 steel can 보다 높은 점이 단점으로 지적되고 있으며 두께에 따라 pin-hole이 발생하여 외부 요인에 대한 저장성이 저하되는 경우가 있어 제조 및 사용에 주의가 필요하다.

포장재로서 유리병은 금속 용기에 비하여 몇 가지 다른 점이 있는데 가장 큰 차이점은 투명하여 내용물의 투시가 가능하다는 점이다. 따라서 내용물의 색이 중요한 제품의 경우에는 소비자에게 제품을 매력적으로 보이게 할 수 있을 뿐만 아니라 유리 재질 자체도 고급스러운 이미지를 소비자에게 줄 수 있다. 한약의 안전적인 측면에서도 유리용기가 한약과 반응하지 않아 용기의 유해성 및 포장재에 의한 품질 저하 가능성이 적다. 또한 환경적인 면에서도 중금속 이온 용출이 없어 안전하고 재사용이 가능한 장점을 가지고 있다. 그러나 가공 도중이나 운송 중 파손이 쉬운 면도 있고 중량도 있어 포장 및 수송 경비가 많이 들고 또 금속에 비하여 열전도도가 상대적으로 떨어지는 단점이 있다. 또한 투명함으로 인하여 광선에 의한 내용물의 변색 가능성이 높은 점도 지적되고 있으며, 이를 완화하기 위하여 여러 가지 착색제를 사용하고 있으나 이런 경우에 유리 용기의 재활용에 부담을 주고 있다.

제조공정

통조림과 병조림의 기본 제조 공정은 아래와 같다.

> 원료의 조리 → 충진(담기) → 탈기 → 밀봉 → 가열 살균 → 냉각

우선 원료를 조리한 후 용기에 담는 충진 과정을 거치게 된다. 충진 된 제품과 용기 사이에는 공기 특히 잔존 산소가 존재하게 되고 조직의 일부에도 잔존 산소가 존재하게 된다. 따라서 제품의 저장 기간을 증가시키고 제조 공정을 보다 용이하게 하기 위해서 잔존 기체성분을 제거해야 하는데 이 과정을 탈기라고 한다.

(1) 탈기의 의미

조직 내에 잔존하고 있는 산소를 제거하고 또한 충진된 제품과 용기 사이의 빈 공간에 존재하는 잔존 기체를 제거하는 과정을 탈기라고 한다. 이런 탈기 과정을 통하여 저장성 측면에서는 호기성 세균의 발육을 억제하고 산화에 따른 내용물의 향·미·색·영양 저하를 막는 효과가 있다. 또한 포장 측면에서는 가열 살균 시 발생하는 공기 팽창에 의한 밀봉부의 파손을 방지하고 관내부의 부식을 억제하는 효과를 기대할 수 있다. 부수적으로는 뚜껑과 밑면을 안쪽으로 오목한 상태로 유지할 수 있어 내용물 부패 시 발생하는 팽창관의 식별을 용이하게 하여준다.

(2) 탈기방법

탈기 방법은 크게 가열 방법과 기계적 진공 및 치환 방법으로 나누어진다. 이 중에서 가열 방법이 기체 제거가 용이하고 다양한 한약에 적용이 가능하여, 가열에 의한 품질 저하에도 불구하고 가열을 통한 탈기 방법이 광범위하게 사용되고 있다.

가열 방법은 용기에 충진 된 제품을 섭씨 90℃에서 98℃ 정도로 가열된 함을 통과시켜서 통조림 전체를 가열한다. 따라서 기체 제거가 용이하고 거의 모든 제품에 사용할 수 있는 장점이 있지만 조직이 필요 이상으로 연화될 수 있다는 점이 단점으로 지적될 수 있다. 이러한 단점을 극복하기 위하여 개발된 방법이 기계적 진공법과 이를 발전시킨 gas 치환법이다. 기계적 진공법은 감압 또는 진공 처리된 장치 속에서 탈기와 밀봉을 동시에 진행하는 방식으로 주로 내용물과 용기 사이의 headspace에 있는 공기 제거에 유리하다. 그러나 흡입력 조절의 어려움 때문에 내용물에 흡입·용해되어 있는 기체의 제거가 불충분한 단점도 있다. 따라서 저장 기간이 길어짐에 따라 한약에 함유되어 있던 기체 성분이 밀봉 후 용출되어 관내 진공도가 떨어지는 경우가 발생할 수 있다. 또한 지나친 기체 흡입 과정은 종종 성분 자체를 흡입시켜 순수하게 기체 제거 자체가 불가능해 질 수 있다. 그러나 이 진공 방법은 가열 과정이 없는 장점을 이용하여 가열하기 곤란한 통조림 또는 가열 속도가 느린 육류·어류와 같은 고단백·고지방 고체 제품에 적합하게 사용할 수 있다.

이러한 기계적 진공 방법의 일부 단점을 보완한 방법이 gas 치환법이다. 이 방법은 한약과 포장 용기사이의 headspace에 존재하는 공기를 제거할 뿐만 아니라 한약저장에 필요한 기체 성분을 투입하는 과정을 말한다. 투입되는 기체는 주로 활성이 없거나 적은 질소 성분을 주입하는 경우가 대부분이나 일부 호흡하는 전초류의 경우는 제품의 저장기간을 최대화 할 수 있는 일정한 비율로 조정한 기체 성분을 투입하는 경우도 있다. 이 방법의 장점은 진공 방법처럼 가열 과정을 최소화 할 수 있어 품질 유지에 효과가 있고 또한 진공 후에 질소 등 기체 성분을 투입함으로서 밀봉 후 진공도가 떨어져 산소 등이 조직에서 분출되어 저장 기간이 저하되는 현상을 억제할 수 있다. 또한 일부 스낵류의 경우처럼 진공법에 비하여 질소를 투입함으로 인하여 외부 충격으로 인한 내용물의 파괴를 최소화 할 수 있으며 부피감을 주어 제품의 미관을 개선 할 수도 있다. 이러한 장점 때문에 gas 치환 방법은 분유와 같은 고체 한약은 물론이고 기능성 음료와 같은 액체 한약에도 진공 후 질소 치환 방법으로 광범위하게 사용되고 있으며 전초류의 기체 치환 방법(MAP, modified atmosphere packaging) 등에 이론적 기초를 제공하고 있다.

(3) 밀봉

탈기 과정을 거친 제품은 밀봉(sealing)의 과정을 거치게 된다. 밀봉은 외부에서 미생물이 침입하는 것을 억제하고 산소가 충진 된 제품과 용기로 들어가는 것을 막아주는 과정이다. 밀봉이 충분하지 못하면 외부 산소나 미생물의 유입으로 한약의 변질을 유발할 수 있어 이중 밀봉이 기본적으로 사용되고 있다. 특히 병조림의 경우 밀봉부가 유리와 금속 부분으로 되어 있어서 이로 인하여 밀봉에 보다 세밀한 주의가 요구 된다.

(4) 살균

밀봉을 마친 제품은 다시 살균 과정을 거치게 된다. 밀봉 후 살균 과정을 거치는 것은 내용물과 포장 용기에 부착되어 있는 미생물을 사멸시켜 저장 기간을 확보하기 위함이다. 가열 방법은 무균 상태를 목표로 한 살균 보다는 품질 유지와 미생물 살균 정도를 조화롭게 결합한 상업적 살균 방법을 택하는 것이 일반적이다. 특히 최근에는 저장 조건의 개선과 포장 방법이 향상되고 있어 상업적 살균의 중요성이 강조 되고 있다.

가열의 매체로는 건열과 습열로 나눌 수 있는데 주된 성분의 종류와 열효율에 따라 달라질 수 있다. 단백질 함량이 높은 경우는 단백질 변성을 최소화하기 위하여 주로 건열을 이용하는 반면에 지질 함량이 높은 경우는 건열을 이용하여 지질의 산화를 줄이는 경우가 있다. 열효율 면에 있어서는 건열 보다는 습열이 엔탈피(enthalpy) 함량이 높아 같은 온도에서 전달하는 열의 양이 많으므로 주로 습열 즉, 가열된 수증기를 사용하여 가열 시간을 줄이는 경우가 많다. 그러나 기본적으로 통조림이나 병조림의 경우 용기 특성상 가열 시 정해진 온도가 가열 온도가 중앙에 도달하는데 걸리는 시간이 다른 제품에 비하여 길어서 전체적인 가열 시간이 늘어나 품질 저하를 일으키는 것이 단점으로 지적되고 있다. 이러한 단점을 극복하기 위하여 최근에는 전자레인지 살균이나 방사선 살균이 제한적으로 사용되고 있으며 이들 방법의 장점은 기본적으로 가열 시간을 줄여 품질 변화를 최소화 하는 장점을 가지고 있는 것으로 알려지고 있다. 즉, 기존 가열 방법은 가열 시 표면에서부터 가열이 시작되어 열이 계속 내부로 전달되어 가는 과정을 거치게 된다. 따라서 겉은 불필요한 열을 상대적으로 더 받게 되어 품질저하를 가져온다. 그러나 전자레인지나 방사선 가열 방법은 내·

외부를 동시에 균일하게 가열함으로서 가열 시간 자체를 대폭적으로 줄일 수 있는 장점을 가지고 있으나 아직은 시설비의 증가 및 방사선의 안전성 문제로 인하여 추가적인 연구가 필요한 실정이다.

(5) 냉각

조리, 충진, 탈기 그리고 가열 살균 후 통조림을 급속하게 냉각한다. 이런 급속 냉각은 내용물의 불필요한 고온 노출 시간을 단축함으로서 가열에 의한 조직의 연화를 방지하고 향 또는 색과 같은 품질 변화를 최소화하기 위함이다. 이런 품질 변화가 최소화 되는 이유는 급속 동결 진공 건조에서의 경우처럼 급속 동결의 기본적인 장점에 있다. 급속 동결의 경우는 형성되는 결정이 매우 작게 형성됨으로 인하여 동결로 인한 부피 증가가 최소화 될 수 있다. 따라서 어류나 채소의 일반적인 냉동 시 발생 할 수 있는 부피 증가로 인한 조직감의 손실과 같은 품질 변화를 최소화 할 수 있다. 급속 냉각은 고온 방치 시간을 줄이는 효과로 인하여 저장 기간을 증가시키는 효과를 기대할 수 있다. 일부 내열성 세균의 경우 가열 처리 후에도 완전 살균되지 않고 잔존하는 수가 있으므로, 고온 방치시간이 길면 미생물에 의한 오염을 유발 할 수 있기 때문이다. 따라서 급속냉각을 통한 미생물의 번식 기회를 최소화 하는 것이 매우 중요하다.

급속냉각을 적용하는 방법은 온도를 급속히 -30℃ 이하로 낮추는 방법과 가압을 하는 방법을 병행해서 사용한다. 이것은 냉각을 보다 용이하게 하는 것도 이유겠지만 병조림의 경우는 급속 냉각 시 유리 용기가 파괴되는 현상을 막기 위함도 있다. 가압이라는 것은 온도가 내려가는 것을 도와주고 반대로 온도가 상승하는 것은 막아주는 역할을 한다. 어떤 물질의 온도가 상승한다는 것은 분자 운동이 증가한다는 것을 그리고 온다가 내려간다는 것은 분자 운동이 줄어드는 것을 말한다. 감압의 경우에는 위에서 누르는 힘이 줄어들기 때문에 상대적으로 적은 열로서도 분자운동을 증가시킬 수 있으나 가압의 경우는 위에서 누르는 힘이 늘어나기 때문에 분자운동의 감소를 가져올 수 있으며 따라서 온도상승은 어렵지만 분자운동의 감소를 통한 온도 하락을 촉진시킬 수 있는 장점이 있다. 따라서 냉각작업 시 단순히 온도를 낮추는 작업과 가압과정을 병행하여 진행 할 경우 온도를 급격히 감소시킬 수 있다.

IV 레토르트 파우치

파우치는 단층/다층 플라스틱 또는 금속박으로 이루어져 있으며, 파우치(주머니) 또는 기타 모양으로 성형되어 있는데 여기에 내용물을 충진하고 밀봉하여 레토르트(고온 살균 솥)에서 가압 살균한 제품을 레토르트 파우치라고 한다. 원래는 군 간편 식량으로 개발되었으나 지금은 이런 형태의 즉석 제품은 다양하게 개발되어 시중에 판매되고 있는데 통조림에 비하여 열 침투 시간(come up time)이 짧아 품질 변화를 상대적으로 최소화할 수 있어 품질이 상대적으로 우수한 편이다. 사용 및 보관 그리고 운송도 매우 간단하여 시장성이 우수한 가공 및 저장 방법이다.

1 장·단점

통조림에 비하여 저장 기간은 오히려 약간 짧을 수 있으나 업체의 입장에서는 개발 및 유통에는 부담이 없을 정도의 저장 기간의 감소이기 때문에 단점이라고 볼 수는 없으며 따라서 상업적 무균 상태로 장기간 저장하는 것이 가능하다고 할 수 있다. 레토르트 파우치 제품의 가장 큰 장점은 그 형태에서 비롯된 가열 시간의 단축이라고 할 수 있다. 통조림의 용기 형태에 비하여 레토르트 파우치용 포장재는 두께가 얇아 가열 시간을 줄일 수 있다. 가열온도의 기준은 중앙에 원하는 온도가 도달하는 것을 기준으로 한다. 따라서 통조림의 경우는 기준 온도가 중앙에 도달하는데 걸리는 시간(come up time)이 용기가 얇은 레토르트 파우치 보다 많이 걸리게 되고 따라서 전체적인 가열 시간이 늘어나게 된다. 결과적으로 형태상, come up time이 통조림에 비하여 보통 50% 이상 줄어드는 레토르트 파우치 제품은 품질 및 영양 손실이 적은 장점을 가지고 있다. 또한 통조림에 비하여 즉석 또는 가열을 통하여 더욱 더 간단히 섭취가 가능하며 휴대 및 개봉도 용이하다. 업체의 입장에서는 플라스틱이나 금속박 포장재의 성형이 금속이나 유리 용기에 비하여 용이하여 포장 단위의 다양성이 가능하여 소비자의 선택의 폭을 넓힐 수 있는 장점도 함께 가지고 있다. 그러나 통조림의 경우 용기에 제품을 바로 충진 하면 되지만 레토르트의 경우는 파우치(주머니)를 올려서 입구를 열어 제품을 충진 해야 함으로 충진 속도가 느려 생산성이 저하되는 단점이 생길 수 있다. 또한 용기의 내열성이 금속이나 유리에 비하여 낮음으로 제조 공정에서 가열 과정 등에 보다 세심한 주의가 필요하다.

2 제조공정

레토르트 제품의 제조공정은 통조림 제조공정과 큰 차이는 없으나 밀봉 후 가열시 가압 가열을 한다는 점이 다르다고 할 수 있으며 일반적인 제조 공정은 다음과 같다.

원료 처리 → 충진 → 밀봉 → 가압 가열 → 가압 냉각 → 외(外) 포장

원료 처리는 업체마다 약간의 조리 방법에 차이점이 있으나 일반적인 가공방법과 동일하다. 조리된 제품은 충진 과정을 거치는데 현재 국내에서 생산되는 레토르트 살균 제품은 액상과 고형상의 중간 형태인 카레, 짜장 등이 있으며 고체상으로는 햄버그 류, 스테이크 류 그리고 meat ball 등이 있다. 충진 과정을 거친 제품들은 외부 환경과의 차단을 위해서 밀봉(sealing)을 한다. 통조림 제조 공정에 비하여 레토르트 공정에서는 밀봉에 세심한 주의가 요구된다. 파우치의 얇은 부분을 밀봉하기 때문에 가열 시 충진된 제품에서 발생하는 내부 압력을 견디지 못하고 밀봉 부위가 터지거나 이음새가 약해지는 경우가 발생하기 때문이다. 파우치의 두께를 늘리면 밀봉 부위는 튼튼해 질 수 있으나 come up time이 늘어나는 경우가 생길 수 있어서 두께를 늘리기 보다는 이중 밀봉이나 가압 가열을 통하여 밀봉 부위가 터지는 것을 막고 있다.

(1) 가압살균(가열)

조리, 충진 그리고 밀봉 과정을 거친 레토르트 파우치 제품은 파우치에 존재하는 미생물과 충진 과정에서 오염된 물질들을 제거하기 위하여 살균을 위한 가열 과정을 거친다. 그러나 이런 가열 과정이 일반 통조림 가열 과정과는 달리 가압이라는 보조 수단을 이용하게 된다. 사실상 가압이라는 것은 보다 높은 열을 내용물에 전달하게 함으로서 확실한 살균효과를 볼 수는 있으나 품질 저하라는 단점도 함께 가지고 있다. 그러나 레토르트 공정에서 가압 살균의 더 큰 이유는 품질 저하의 가능성에도 불구하고 가열 과정에서 발생하는 내부의 높은 압력 때문에 파우치가 터지는 것을 막아주기 위함이라 할 수 있다. 기본적으로 레토르트 조리 한약을 산업화한 일본의 규정을 보면 "중심 온도가 120℃에서 4분간 살균" 하는 것을 레토르트 살균의 이론적인 정의로 규정하고 있으나 최근에는 고온 살균 기술의 발전으로 그 정의가 많이 변하고 있다. 통조림의 경우 용기의 특성 및 형태에 따른 긴 come up time으로 100~120℃에서 40~90분간 살균하였으나 일반적으로 산업화된 레토르트 가열 방법은 115~120℃에서 20~40분간 살균하는 것을 현장에서 사용하여 왔다. 그러나 고(高)품질을 원하는 소비자의 기호를 맞추기 위한 고온 단시간 가열 공정 방법의 개발을 요구해오고 있으며 포장 방법의 발전도 고온 단시간 가열 방법의 상업화를 가능하게 하고 있다. 레토르트 파우치 제품의 고온 가열을 가능하게 하기 위해서는 포장재의 밀봉 부위가 더 높은 내부 압력을 견딜 수 있어야 하고 come up time을 단축하기 위해서는 파우치 포장재의 두께를 더욱 얇게 하여야 한다. 따라서 포장재의 두께는 얇게 하면서도 밀봉 부위는 더욱 강하게 하여야 하는 어려움을 갖게 되는 것이다. 135℃에서 8분 이내로 가열하는 방식을 Hi 레토르트 그리고 150℃에서 2분 이내로 가열하는 것을 ultra 레토르트라고 부르고 있는데 현재 일부 국가에서는 ultra 레토르트 가열 방법을 적용하고 있다.

(2) 가압 냉각

가열 살균 과정을 거친 레토르트 파우치 제품은 냉각 과정을 거치게 된다. 냉각은 통조림의 경우처럼 제품이 고온에 방치되는 시간을 줄이기 위함이다. 또한 가압이라는 보조 수단을 통하여 냉각 속도를 증가시키는 방법을 사용하고 있다. 단지 파우치 포장재의 경우 알루미늄과 플라스틱으로 구성된 다층 필름이기 때문에 급속 냉각 시 포장재 필름 다층이 분리되거나 포장재 자체에 균열이 생겨 외부 환경으로부터 차단성이 저하되는 경우도 있으므로 포장재의 선택 및 적용에 많은 주의가 요구된다.

Ⅴ 기체조성 변경

한약재를 장기간 저장 하는 방법으로는 그 동안 가열 살균 과정이 기본적으로 인식되어 왔다. 그러나 앞에서 언급한 것처럼 가열이라는 것은 미생물 등 오염물질 살균으로 저장기간 증가라는 긍정적인 효과와는 달리 품질 저하라는 부정적인 효과 때문에 소비자들의 취향이 고급화되고 있는 상황에서는 적용에 많은 제한이 있는 것도 사실이다. 따라서 가열이라는 장기 저장 방법을 보완하기 위하여 포장재 개선을 포함한 포장 방법 변경 이외에도 한약재 포장에 저장 기간을 최대화 할 수 있는 적절한 기체 성분을 투입하는 방법이 상용화되어 한약재는 물론이고 채소류와 같은 호흡하는 제품에도 광범위하게 사용되고 있다. 한약재는 산소를 제거하거나 질소를 투입하는 방법을 주로 사용하고 있는데 산소는 한약재의 변질을 초래하는 기체성분으로서 진공이나 실리카겔 형태의 탈산소제 등으로 제거하고 있으며, 질소 투입은 우선 제품을 진공 상태로 만든 다음 불활성 기체 성분인 질소를 투입하는 방식을 사용하고 있다. 호흡하는 제품인 채소류의 경우는 진공을 단순히 적용하거나 질소를 충진하는 방법도 사용하지만 최근에는 채소류의 저장 중 호흡에 따른 기체 성분 조성 변경까지 고려하여 정해진 일정한 기체 성분 조성이 유지되도록 하는 소포장 및 대량 포장 방법이 개발 일부 적용되고 있다.

1 탈 산소제를 이용한 장기 저장 방법

우리 인체는 물론이고 식물 속에 존재하는 산소는 기본적인 필요성에도 불구하고 일반적으로 한약재의 여러 가지 화학 반응 등을 유발하여 한약재의 변질을 유발하는 유해한 존재이다. 따라서 대부분의 한약재는 가공 과정을 통하여 한약에 존재하는 산소를 제거하는 것은 물론이고 산소와 접촉하는 기회를 차단하고자 여러 포장 방법 등을 이용하고 있다. 그러나 아무리 훌륭한 가공 기술과 포장 방법을 이용하였다고 하여도 완전히 산소를 제거하거나 접촉 기회를 완벽하게 제거할 수는 없는 것이 현실이다. 더구나 최근에 개발되고 있는 가공 제품들은 소비자들의 건강에 대한 관심으로 점차 설탕과 소금의 함량이 줄어들고 있어서 변질 가능성이 높으므로 포장 방법의 개선은 물론이고 산소의 효율적인 제거가 매우 중요하다고 할 수 있다. 이러한 필요성 때문에 현재 일부 육가공 제품에 사용되고 있는 것이 우리가 흔히 볼 수 있는 실리카겔 형태의 탈 산소제이며 여기에 특정한 기체 성분을 발생시킬 수 있는 가스 치환제 그리고 소독 등이 가능한 알코올 발생제 등이 개발되어 일부 실용화되고 있다.

(1) 탈 산소제의 특징

포장재 내에 한약재와 함께 투입되는 탈 산소제는 포장지 내 headspace에 존재하는 산소와 한약재 조직 중에 아직 남아있는 산소를 제거하는데 사용한다. 일부 육가공 제품의 지방의 산화 및 미생물의 오염을 방지하기 위하여 대표적으로 사용되고 있는 탈 산소제는 일반적으로 호기성 세균의 번식을 방지하고 지방의 산화에 의한 제품의 색소 변색 및 이취 발생을 억제하고 산소에 민감한 일부 비타민의 파괴도 억제하는 좋은 기능을 가지고 있다. 그러나 제품에 직접 접촉하는 관계로 사용 시 소비자에게 거부감을 줄 수 있고 상온에서와는 달리 냉동 온도에서는 산소 흡수 효과가 떨어지는 단점도 있다.

(2) 효과

앞에서 언급한 대로 탈 산소제는 미생물 생육 억제효과와 유지의 산화방지, 변색·퇴색을 방지하는 유익한 기능을 줄 수 있어 광범위하게 사용되고 있다. 또한 커피 제품과 같이 향에 민감한 제품의 향 손실을 방지하는 기능도 가지고 있으며 일부는 비타민과 같은 건강식품과 의약품 등에 약효 성분의 손실을 방지하고 곰팡이 등이 번식하는 것을 막는 기능도 가지고 있다. 더구나 최근에는 제품에 방부제 사용이 드물고 소비자의 외면을 받는 상황에서 한약의 저장기간 및 상미기간을 효과적으로 늘리는데 좋은 탈 산소제 사용이 많이 증가되는 면을 보이고 있다. 더구나 탈 산소제 뿐만 아니라 내용물의 특성에 적합한 다양한 제품 등이 개발되어 적용되고 있다. 특히 김치와 같은 발효식품이 많은 우리의 현실에서 발효과정에서 발생되는 이산화탄소의 제거가 필요하기 때문에 여기에 적합한 탈 이산화탄소제의 적용도 일부 포장 김치에 적용되고 있으며, 커피의 경우는 탈 산소제에 의한 산화 방지 효과 이외에도 탈 이산화탄소제를 이용하여 커피 향 유지에도 효과를 기대할 수 있다.

(3) 향후 과제

탈 산소제와 같은 종류의 기체 성분 변경을 통해 한약의 저장 기간을 늘릴 수 있는 제품의 용도는 계속 늘어날 것이다. 그러기 위해서는 한약의 특성에 적합한 다양한 산소 및 이산화탄소 흡수 능력 그리고 더 나아가서는 불활성 기체 성분인 질소를 발생할 수도 있는 제품을 개발하는 것이 매우 중요하다. 그러나 이러한 다양한 특성을 가진 제품의 개발뿐만 아니라 한약과 직접 접촉하는 제품의 특성상 다양한 성분을 가진 한약과의 접촉 시 한약의 안전성에 영향을 주지 않도록 하는 제품의 개발도 중요하다.

2 MAP 및 CAP에 의한 한약의 저장 방법

과실류 및 전초류는 물론이고 가공 한약의 경우도 저장 환경의 기체 조성을 변화시켜 내용물의 저장 기간을 증가시킬 수 있는 기술이 최근에 개발되어 실용화되고 있다. 이러한 기술에 중심이 되는 기체 성분은 산소, 이산화탄소, 질소 등이 대표적이라고 할 수 있다.

산소는 우리 생활에 반드시 필요한 기체 성분이지만 일반적으로 한약의 변질을 초래하는 경우가 많다. 육류에 존재하는 색소 성분인 미오글로빈은 산소와 결합하여 옥시미오글로빈으로 변하여 선홍색의 가장 소비자 선호도가 높은 색을 띠지만, 저장 기간이 증가하여 제품에 결합한 산소의 양이 증가하면 색소 성분인 메트미오글로빈이 암적색으로 변하게 되어 품질 저하를 유발하게 된다. 지방의 경우는 산소의 존재로 인하여 산패가 일어나 이취 발생을 초래하여 품질 저하를 일으킨다. 신선 과채류에서는 어느 정도의 산소가 있어야만 기본적인 호흡 대사를 유지할 수 있어 이취 및 이향 발생을 억제하도록 하여 준다. 그러나 지나친 산소의 존재는 호흡 속도를 증가시켜 제품의 신선도를 급격하게 떨어뜨릴 수 있으나 혐기적인 조건을 방지하여, 혐기성 식중독 미생물인 클로스트리디움 보툴리눔(*Clostridium botulinum*)의 성장을 억제하는 유용한 역할도 기대할 수 있다.

불활성 기체로서 한약재에 광범위하게 사용되는 질소는 산패와 같은 영향을 주지 않는 기체로서 미생물 증식 억제 효과도 기대 할 수 없다. 질소 기체는 그러나 포장의 함몰을 방지하고 부피감을 주는 등 충전 기체로의 역할을 할 수 있어, 다양한 종류의 한약재에 광범위하게 사용되고 있다.

이산화탄소는 세균과 곰팡이의 생육을 억제할 수 있으나, 지나치게 함량이 높을 경우에는 이상 발효를 유발하여 제품의 품질을 급격하게 저하시킬 수 있다. 또한 pH를 낮추어 향미 변화 및 포장의 함몰을 유발할 수 있으며 혐기성 미생물로서 식중독 균인 클로스트리디움 보툴리눔(*Clostridium botulinum*)의 급격한 증식을 유발 할 수 있으므로 제품별 사용에 세심한 주의가 요구된다.

따라서 내용물의 저장 조건 중에서 이러한 기체 성분 조성이 저장 기간을 증가시킬 수 있도록 잘 변경시키거나 이를 유지할 수 있도록 포장재를 적용하는 기술이 기체 조성 변경을 통한 한약재의 장기 저장 방법이라고 할 수 있다.

이 방법의 장점은 한약재의 저장기간을 향상시키고 이를 통한 온도에 민감한 한약재의 4계절 이용이라고 할 수 있다. 또한 부수적으로 조직감의 향상을 통한 품질 향상도 빼놓을 수 없는 이점이다. 이 저장방법은 전초류 및 과실류 한약재는 물론이고 다양한 한방제품에도 폭넓게 적용될 수 있다. 제품의 특성 및 사용하는 포장재에 따라 MAP(modified atmosphere package)와 CAP(controlled atmosphere package)로 나누어진다.

(1) MAP 및 CAP의 정의

기체 성분 조성을 강제로 변경하여 한약재의 저장기간을 증가시키는 방법은 안전성에 해를 주지 않으면서 저장기간을 증가시킬 수 있다는 장점으로 한약재 및 과채류 등에 사용 범위가 점차 확대되고 있다. 과거에는 단순히 진공을 설정하는 단계였지만 지금은 불활성 기체인 질소를 충진하고 또 채소류의 경우엔 저장을 최대한 늘릴 수 있도록 해당 채소류의 호흡률에 맞춘 일정한 기체 조성비가 저장 기간 동안 지속적으로 유지될 수 있는 방법까지 개발되어 일부 적용되고 있다. 이런 방법은 저장 기간 동안 초기의 기체 조성의 변경 유무, 완전 차단성 포장재의 사용 유무, 적용되는 제품의 호흡 유무에 따라 크게 MAP(modified atmosphere package)와 CAP(controlled atmosphere package)로 나누어 진다. MAP는 주로 호흡하지 않는 제품에 적합한 방법으로 외부 기체 성분에 대하여 완전한 차단성을 보이는 포장재를 선택하여 내부에 일정한 기체 성분을 강제로 주입한다. 따라서 저장 기간 동안에 기체 조성비가 변할 수 있으며 호흡하지 않는 소포장의 제품 예를 들면 분유 등에 적합한 방식이다. 반대로 CAP는 MAP에 비하여 고도의 포장 기술이 요구되는 방법이다. 이 방법은 저장 기간 동안 내용물 호흡률을 고려하여 내부 기체 조성을 일정하게 유지하는 방법으로 포장 재료는 선택 투과적인 필름을 적용한다. 따라서 이 포장 방법은 호흡하는 제품인 채소류 및 과실류에 적합하며 과채류의 저장 기간에 중요한 영향을 미치는 호흡률 등을 최소화할 수 있는 기체 조성비를 선택 유지함으로서 저장기간을 획기적으로 증가시킬 수 있는 방법이다. 이 방법은 1993년 미국 Dole社에 의해서 채소류 소포장 제품에 실용화 성공하였으며 국내에서는 대구를 비롯한 과실류 저장 창고에서 대용량으로 CAP방법을 적용 실용화하여 계절 과일의 4계절 이용을 가능하게 할 뿐만 아니라 과실류의 수출 산업화 및 고부가가치화 등에 많은 기여를 하고 있다. 앞으로 이러한 기체 조성 변경 방법은 소규모 포장으로는 육류 및 다양한 제품 등에도 폭 넓게 이용될 수 있을 것으로 기대되며 대규모 저장에서도 계절 변화가 뚜렷한 국내 특성에도 적합하여 앞으로 적용 및 발전 가능성은 더욱 크다고 할 수 있다.

(2) MAP/CAP의 효과

기체 조성 변경 방법인 MAP/CAP는 기본적으로 한약의 저장 기간을 증가시켜서 소비자의 제품에 대한 이용 편의를 증가시키는 역할 이외에도 일부 계절 과채류의 경우 4계절 이용을 가능하게 한다. 품질 면에서도 탄산가스 등의 역할로 과채류나 이를 이용한 가공품(김치 등)의 조직감 등이 개선되는 장점도 부수적으로 가져온다. MAP의 경우 앞에서 언급한 대로 호흡하지 않는 일부 가공 제품에 폭 넓게 사용되고 있다. 일부 원료육의 경우는 내용물과 포장 사이의 공간을 진공으로 설정하여 저장 기간을 증가시키고 있다. 그러나 진공방법은 제품의 부피감을 감소시키고 제품에 잔존되어 있는 일부 산소 등의 기체 성분이 용출되는 단점이 있어 이에 대한 보완 방법으로 진공 후 질소 또는 저장 기간을 최대화 할 수 있는 기체 성분의 투입 등이 사용되고 있다. 분유나 음료 제품의 경우는 진공을 설정한 후 질소 등의 불활성 기체성분을 주입함으로서 제품의 저장기간을 효과적으로 증가시키고 있다. 단순한 진공방법에 비하여 질소 치환방법은 제품 내용물을 외부 충격으로부터 보호 할 수 있고 제품 내부에 아직 제거되지 않은 산소성분들이 용출되는 것을 어느 정도 억제해주는 역할도 가지고 있다. 스낵류의 경우도 분유와 마찬가지로 진공 후 질소 충진 방법을 이용하는데 이 경우에는 단순한 저장 기간 증가의 이유 이외에도 외부 충격으로부터 내용물을 보호하고 제품의 부피감을 높여주는 시각적인 효과도 기대할 수 있다. 그러나 이러한 MAP방법은 일부 호흡하지 않는 가공 한약에는 효과적으로 사용할 수 있으나 호흡하는 과채류나 이를 이용한 우리의 전통 식품인 김치류 또는 장류 등에는 사용하기 어려운 단점이 있다. 김치류나 장류의 경우는 특정한 기체 성분들을 흡수할 수 있는 실리카겔 형태의 흡수제를 병행하여 사용하고 있으나 그 효과의 개선이 요구되는 것이 현실이다. 저온 저장방법에만 유지하던 과채류의 경우도 기체 치환 방법에 의한 저장 기간 증가를 기대할 수 있다. 실제로 일부 과실류의 경우는 CAP방법을 이용하여 대량 생산 방법을 실용화 하고 있다. 사과의 경우 이런 방법을 광범위하게 적용하여 계절성이 있는 제품의 4계절 이용을 실용화하고 있으며 고부가가치화를 통한 수출 산업화에도 기여하고 있다. 이 방식은 대형 저장창고에 질소 멤브레인 장치 등을 통하여 정해진 기체 조성비를 저장기간 내내 유지함으로서 저장기간을 증가시키는 방법으로서 앞으로는 추가적인 연구를 통하여 다른 과채류에도 적용될 수 있을 것이다.

(3) 적용 가능 품목

위에서 언급한 것처럼 MAP나 CAP방식은 채소류나 과실류와 같은 호흡하는 제품과 여러 가공 제품처럼 호흡하지 않는 제품 등에 개별적으로 적용될 수 있다. 호흡하지 않는 가공 제품은 포장과 진공 그리고 질소 치환이 일관되게 적용되는 경우가 대부분이지만 호흡하는 제품의 경우는 포장과 질소 치환 이외에도 채소류의 저장 중 특성도 고려해야 한다. 즉, 채소류의 저장 중 생리 특성에 적합한 포장 설계가 장기 저장에 매우 중요한 요인이 될 수 있으므로 채소류의 생리 특성에 대한 이해가 매우 중요하다.

제7장
한약의 포장

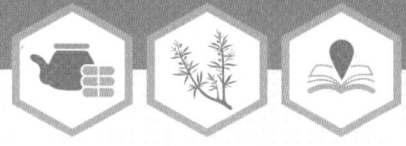

Ⅰ 포장의 역할 및 기능・119

Ⅱ 포장의 재료・126

Ⅲ 포장재 첨가물질・137

Ⅳ 포장재 개발동향・139

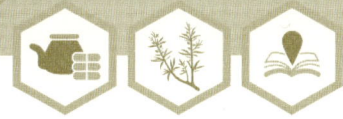

제7장
한약의 포장

　포장이라는 분야는 최근에 한약재의 저장성 향상이라는 원래의 목적이외에도 한약재 가공제품의 가공성 향상이라는 업계의 당면 목표로 인하여 그 중요성이 더욱 증대되고 있다. 포장은 한약재의 유통과정에 있어서 그 품질을 물리적 그리고 화학적으로 보존하고 위생적인 안전성을 유지하여 생산, 유통, 수송의 합리화를 도모함과 아울러 상품 가치를 증대시키고 판매를 촉진하기 위하여 알맞은 재료나 용기를 사용하여 한약재에 적절한 처리를 하여 포장하는 기술이나 그렇게 한 상태라고 기본적으로 정의하고 있다.

　한국공업규격에 의하면 물품의 유통 과정에 있어서 그 물품의 가치 및 상태를 보호하기 위하여 적합한 재료 또는 용기 등을 시공한 기술 및 시행한 상태를 포장이라고 정의하고 있으며, 이것을 낱 포장, 속 포장 및 겉포장의 3 종류로 분류하고 있다. 겉포장이란 화물의 외부 포장을 말하며, 물품의 상자, 포대, 나무통 및 금속 등의 용기에 넣거나 용기를 사용하지 않고 그대로 묶어서 포장한 상태 및 기호 또는 화물 표시 방법을 말한다. 예를 들면 사과 포장에 사용되는 종이 box 등이 여기에 속한다고 할 수 있다. 또한 속포장이란 포장된 화물의 내부 포장을 말하며, 물품에 대한 수분, 습기, 햇빛 및 충격 등을 방지하기 위하여 적합한 재료 및 용기 등으로 물품을 포장하는 방법을 말한다. 사과 box 내부에 사과의 물리적인 손상을 막기 위하여 사용하는 polystyrene(스티로폼) 등이 속 포장에 해당한다고 할 수 있다. 마지막으로 낱 포장은 물품 개개의 포장을 말하며, 물품의 상품 가치를 높이거나 물품 개개를 보호하기 위하여 적합한 재료 및 용기 등으로 물품을 포장하는 방법을 말한다. 예를 들면 각각의 사과의 수분 증발을 막기 위하여 표면에 왁스칠을 한다거나 껌이나 과자의 낱개 포장 등이 여기에 속한다고 할 수 있다.

미국에서는 포장에 관한 정의가 다음과 같이 매우 명확하고 광범위하게 설명되어 있다. Packaging science is organized body of knowledge that includes the fabrication of materials to carry out the functions of a package and the application of those materials to carry out those functions of a package.(포장과학이라는 것은 포장의 역할을 수행하기 위하여 포장재를 제조하는 기술과 제조된 포장재를 기능에 맞게 한약에 적용하는 분야를 포함하는 지식의 종합체이다)

위에서 언급한 것처럼, 포장이라는 분야는 매우 광범위하고 동시에 한약 산업의 발전에 매우 중요한 분야임에도 불구하고 국내에서는 체계적인 교육 및 연구가 많이 부족한 상태이다. 그러나 앞으로 실용적인 면에서 연구 분야 및 과제가 무궁 무궁한 매우 전망 있는 분야라고 할 수 있다.

Ⅰ 포장의 역할 및 기능

용기로서의 기능

포장은 기본적으로 제품을 담을 수 있어야 한다. 따라서 기본적으로 포장에 사용되는 재료를 이용하여 용기 형태를 만들 수 있어야 한다. 예를 들면 플라스틱 용기를 만든다면, 여기에 사용할 플라스틱 재료인 폴리머는 열을 가하면 녹는 성질을 가져야 하고 반대로 온도가 내려가면 다시 굳어지는 성질을 가지고 있어야 포장 용기 형태를 만들 수 있게 된다. 또한 다양한 모양을 만들기 위한 성형성이 매우 중요한 기능으로 부각되고 있다. 다음으로는 한약재의 충진 조건을 만족해야 한다. 한약재를 포장재에 담는 과정을 충진이라고 표현하는데, 고온으로 가열된 제품을 충진하는 경우도 있고 제품을 충진한 후에 살균을 위해 열을 가하는 경우가 있다. 만약에 포장재가 이러한 조건에 견디지 못한다면 용기 형태의 변화 및 파손 그리고 제품의 품질 저하 등이 일어나 포장으로서의 기능을 할 수 없게 된다. 예를 들면 기능성 음료의 경우 충진 과정 중에 미생물 번식을 막기 위한 살균 과정을 거치게 된다. 그런데 포장재 특히 플라스틱 포장재 중에서 이런 가열 조건을 견디지 못한다면 용기의 파손은 물론이고 내용물의 품질 저하 그리고 포장재 성분의 내용물로의 전이로 인한 안전성 문제가 제기될 수 있기 때문에 충진 조건에 견딜 수 있는 용기의 특성이 요구된다. 다음으로는 포장재는 내용물과의 반응이 없어야 한다. 내용물을 충진한 후 저장하는 동안 그리고 포장재와 내용물을 동시에 가열하는 경우에는 내용물과 포장재 사이에 반응이 일어나 내용물의 품질 저하를 유발하는 경우가 종종 발생할 수가 있다. 예를 들면, 오렌지 주스의 경우 제품을 다 섭취한 후에도 용기에 주스 냄새가 오랜 시간 동안 남아 있는 경우가 종종 있다. 이것은 오렌지 주스의 향성분이 포장재로 전이된 것으로 주스의 품질 저하를 유발하게 되며 반대로 말하면 포장재 성분도 주스로 전이될 가능성이 있다는 것을 의미한다. 또한 즉석 유탕면의 경우에 내용물을 섭취한 후에 용기를 보면 내부가 주황색 또는 노란색을 띠는 경우가 있는데 이것은 내용물의 성분이 포장재로 전이되어 생기는 현상으로 품질 저하는 물론이고, 반대로 생각하면 포장재의 내용물로의 전이 현상도 일어날 수도 있다는 점을 보여주는 현상으로 심한 경우에는 내용물의 안전성까지 위협하는 경우도 생길 수 있다. 이러한 현상이 최근에 빈번하게 거론되고 있는 한약 포장재에 의한 환경 호르몬 발생 문제인 것이다. 따라서 포장재는 한약이 접할 수 있는 조건에서는 내용물과 반응하는 일이 없어야 한다. 마지막으로 포장재는 용기의 밀봉이 가능해야 한다(be closeable or sealable). 포장 용기는 충진 후 외부 환경으로부터 내용물의 오염 및 이동 시 편리를 위해서 밀봉이 가능해야 한다. 밀봉이 충분하지 못하면 내용물의 품질 저하를 유발할 수 있다. 특히 대용량 제품 그 중에서도 탄산음료나 맥주의 경우는 내부 압력이 높고 장기간 섭취하게 됨으로 저장 중 기체 성분의 손실을 효율적으로 막는 밀봉 작업이 제품의 품질에 매우 중요한 역할을 한다.

따라서 포장재 내부에는 밀봉이 가능하도록 플라스틱 포장재에는 주로 폴리에틸렌 재질을 그리고 병 종류에는 홈을 파서 밀봉이 가능하도록 하고 있다.

2 외부 환경으로부터 내용물 보호기능

포장재의 가장 기본적인 기능 중에는 외부 환경으로부터 내용물을 보호하는 것이 있다. 가장 기본적으로 기계적 또는 물리적 충격에 대한 보호

기능(mechanical barrier)이 있어야 한다. 한약재는 수송 또는 저장하는 동안에는 외부에서 물리적인 충격을 받아 내용물이 파손되는 경우가 종종 발생하게 된다. 따라서 포장재는 이러한 외부 충격으로부터 내용물을 보호하는 기능을 가지고 있어야 한다. 대표적으로 즉석 유탕면에 사용되는 폴리스티렌 수지는 충격 흡수력이 뛰어나서 제품의 충격을 방지하는 목적으로 많이 사용되고 있으며, 과자류의 경우에도 포장재 내부에 질소 기체를 충전시켜 외부 충격으로부터 내용물을 보호하고 있다. 그러나 다양한 가공 한약의 개발 그리고 시장에서의 요구 저장 기간이 늘어나는 현실과 방부제에 대한 엄격한 규제와 소비자의 포장재에 대한 다양한 추가적인 요구를 늘리고 있다. 따라서 최근의 포장재는 기능성 차단성(barrier properties)을 가지고 있어야 한다. 포장재와 내용물은 저장 도중에 수분, 산소 그리고 자외선 등과 같은 저장에 유해한 여러 가지 조건을 접하게 된다. 또한 살균 시간의 단축과 인공 저장 기간 향상을 위한 첨가제 등의 첨가가 어려운 상황에서 이러한 외부 조건에 내용물이 그대로 노출된다면 내용물의 저장성은 현저하게 떨어지게 된다. 따라서 한약 포장재는 이러한 요소들을 적절하게 차단해 주는 역할을 필요로 하게 된다. 수분 차단이 필요한 경우에는 폴리 비닐리덴 다이클로라이드(polyvinyliden dichloride)나 알루미늄 호일 또는 가격이 저렴한 폴리에틸렌(polyethylene)을 사용하여 효과적인 수분 차단을 할 수 있다. 또한 산소에 대한 차단이 필요한 경우에는 에틸렌 비닐알코올(ethylene vinyl alcohol)과 같은 재료를 사용하여 효과를 볼 수 있다. 자외선에 대한 차단을 위해서는 알루미늄 호일을 사용하거나 플라스틱에 착색을 하는 방법으로 소기의 목적을 이룰 수 있으며 일부 자외선에 민감한 제품들 즉, 참기름 제품의 경우에는 금속 용기를 많이 사용하거나 유리에 착색을 하여 사용하기도 한다. 화장품의 자외선 차단제의 경우도 일정한 차단 시간이 정해진 것처럼 한약 포장재의 외부 충격 및 환경 조건에 대한 차단의 내구성(durability)이 필요하다. 따라서 한약 포장재는 저장 기간 동안에 저장 초기와 같은 기능(기계적 강도, 수분 및 기체 차단성, 자외선 차단성)을 계속적으로 유지하여야 하며 그 기간은 최소한 한약의 저장기간을 충족시켜야 한다.

소비자의 선택권 확보

　아무리 우수한 좋은 품질이라도 소비자에게 알려지지 않은 제품은 소비자의 인기를 얻을 수 없다. 우리가 어떤 물건을 직접 보고 만지면서 제품에 대하여 평가하는 것과 눈을 가리고 제품을 만지면서 평가하는 것은 평가 결과에 큰 차이를 주게 된다. 한약재의 선택에 있어서 중요한 품질 지표에는 향, 색, 조직감 그리고 영양학적 가치 등이 있다. 그러나 현실적으로 제품이 밀봉된 상황에서 향이나 조직감 등을 직접 체험하고 구입하는 것은 어렵다. 색에 대한 소비자의 충성도는 매우 높아서 우리는 콜라는 검은색, 맥주는 갈색, 비타민C는 노란색 그리고 바나나 맛 우유는 노란색 등으로 고정되어 있는 경우가 있다. 더구나 최근에 개발되고 있는 기능성 음료나 유아용 한약의 경우 소비자에게 매력적으로 보이기 위한 다양한 색상을 보여주고 있다. 따라서 내용물에 대한 소비자의 선택을 위하여 우선 용기는 투명(visibility or clarity)해야 한다. 투명하지 못한 용기는 소비자에게 제품의 색을 비롯한 상태를 보여 줄 수 없는 약점을 가지게 되어 제품의 특성을 소비자에게 알릴 수 없다. 그러나 투명한 포장재는 일반적으로 자외선을 차단하지 못하는 경우가 대부분이어서 색을 강조하는 기능성 음료에 사용 시에는 자외선에 의해서 제품의 색이 변색되는 문제를 갖게 된다. 따라서 기존에 개발된 천연 기능성 음료의 경우는 대부분 포장재에 색을 첨가하여 소비자는 내용물의 색을 알 수 없는 상태에서 제품을 구입해야 하는 불편을 가지고 있다. 이런 문제는 투명함과 동시에 자외선 차단성을 갖는 포장재를 이용하는 것이 좋은 해결방안이 될 것이다. 특히 최근에는 투명하면서 일정한 정도의 자외선 차단 포장재가 개발되어 일본을 비롯하여 몇 몇 나라에서 비타민C 음료와 같이 자외선에 민감한 기능성 음료에 일부 사용되고 있다. 이처럼 포장재의 기계적 그리고 외부 환경과의 차단성이 강조됨에 따라 일부 제품의 경우 막상 소비자가 내용물을 이용하기가 어려울 정도로 밀봉이나 포장재의 강도가 과도한 경우가 종종 있다. 실제로 캔으로 포장된 일부 육가공 제품의 경우 오래전부터 내용물을 용기로부터 제거하기가 힘들다는 소비자의 불만이 계속 될 정도로 소비자에게 미치는 영향은 상당히 크다고 할 수 있다. 또한 젊은 층의 경우 음료의 경우 개봉 후 여러 차례 나누어 소비하는 경우가 많으므로 개봉 후 재밀봉의 기능도 중요하다. 따라서 용기는 쉽게 개봉할 수 있어야 하고 자원의 효율적 이용과 환경의 관점에서 용기는 재사용될 수 있어야 한다.

4 제품 구매욕 유발

포장의 용도가 내용물을 외부 환경으로부터 보호하도록 하는 것이 중요한 기능이라고 하지만 포장재 자체가 내용물을 소비자에게 시각적으로 보여 주지 못한다면 소비자의 제품에 대한 선택권과 제품의 매력을 소비자에게 충분히 보여 주지 못하는 단점이 생기게 된다. 따라서 포장재는 투명성(clarity)을 가지고 있어서 내용물의 색을 포함한 특징을 소비자에게 보여 주어야 한다. 더구나 앞에서 언급한 것처럼 다양한 기능 한약이 개발되는 상황에서 제품의 자연 색이나 구매욕을 불러일으키는 색의 시각적 노출은 매우 중요한 과제라고 할 수 있다. 그러나 아직도 투명하면서도 자외선을 차단하는 포장재의 개발 및 적용이 충분하지 않은 상황에서 불가피하게 일부 포장재는 색소 물질로 착색 과정을 거치는데 이러한 과정은 내용물의 색변화를 자외선으로부터 보호해 주는 역할을 하는데 저장 중에도 이러한 착색이 변색되거나 탈색되는 일이 없어야 한다. 또한 포장재는 표면에 제품 홍보 자료나 제조 일자 그리고 제품 성분에 관한 기본 정보를 인쇄(printability)를 통하여 소비자에게 알려 줄 수 있다. 인쇄가 가장 적합한 포장재로는 플라스틱이 대표적이며 그 중에서도 폴리에틸렌(PE) 필름이 인쇄가 쉬운 대표적인 포장재라고 할 수 있다. 그러나 이러한 인쇄 과정에는 톨루엔, 메틸 에틸 케톤, 에틸아세테이트 그리고 이소프로파놀 등 여러 다양한 인쇄 용제 등이 사용되고 있어 이런 유기용제 등이 포장재에 과량 잔존 시에는 저장 중 기화되어 제품에 이취를 유발하여 품질을 저하시키거나 과량 기화 시에는 제품의 안전성에도 영향을 줄 수 있다. 따라서 포장재의 잔존 용제량은 엄격히 규제되고 있으며 추가적인 연구를 통하여 제품에 전이되는 잔존 인쇄 용제량도 규제가 이루어질 가능성이 매우 높으므로 인쇄 용제의 사용량은 최소화 하는 것이 매우 중요하다.

사용 후 포장재의 폐기 및 재활용

한약 포장재로 사용 후에 환경 부담을 줄이기 위해서는 포장재 부피를 쉽게 줄일 수 있거나, 분해성이 뛰어나거나 소각 시 유독성 물질이 검출되지 않아야 한다. 유리나 금속 포장재의 경우는 세척하거나 열에 녹여서 재활용이 가능하여 플라스틱에 비하여 상대적으로 재활용이 용이하다. 플라스틱의 경우는 분해가 잘 안 되고 소각 시 유해 물질이 발생할 가능성이 있어 환경에 대한 부담이 높은 것이 단점으로 지적되고 있다. 더구나 최근에는 다양한 한방제품이 개발되면서 한약의 저장 기간을 높이고자 단층 포장재를 사용하지 않고 포장재 여러 종류를 플라스틱 소재와 함께 여러 층으로 겹쳐서 다층으로 사용하고 있어 결국 용기의 재활용에 많은 어려움을 주고 있다.

포장재의 안전성

포장재는 한약과 직접 접촉하기 때문에 기계적, 생물학적 그리고 화학적으로 내용물에 안전성이 있어야 한다. 특히 최근에는 소비자의 한약 및 한약 용기에 대한 안전 의식이 높아지고 있어 제품 개발 시 포장에 대한 세심한 주의가 요구되고 있다. 더구나 한약 포장재가 다양하게 개발되면서 포장재의 안전성에 대한 관심이 크게 높아지고 있는데 많은 포장재의 열에 대한 안전성 문제가 포장재의 차단성과 함께 중요한 포장재의 선택 지표로 자리 잡고 있다. 예를 들면 즉석 유탕면의 환경 호르몬 의심 물질 검출 사건, 포장재 인쇄 용제의 잔존 문제 그리고 젖병에서의 환경 호르몬 검출 등 포장재로 인하여 안전성을 위협하는 문제들이 계속 발생하고 있어 이에 대한 충분한 연구가 반드시 필요하며 이를 고려한 포장재의 선택이 매우 중요하다.

 ## 포장재의 가격 경쟁력

포장재에 사용되는 재료 및 용기 제조비용, 저장의 용이함, 수송의 편리성, 그리고 폐기물 처리 비용 등이 제품 원가에 부담을 많이 주어서는 곤란하다. 따라서 한약포장에서는 포장이 충분하지 못한 경우도 문제지만 과포장의 경우도 완제품의 가격 상승 및 환경오염으로 이어지게 된다. 따라서 한약 내용물의 저장 기간에 적합한 포장재를 선택하기 위한 저장성에 관한 연구가 충분하게 진행되어야 한다. 최근에는 과포장도 비용 증가와 환경오염이라는 관점에서 한약 업계의 중요한 이슈로 등장하고 있다.

Ⅱ 포장의 재료

포장의 재료로는 금속(steel, aluminum), 유리(standard glass, toughened glass, high temperature glass), 종이(kraft paper, sulfite paper, glassine paper, clay coated paper, lacquered paper), 플라스틱(thermoplastics, thermoset), 그리고 두 가지 이상의 재료를 사용하여 제조한 혼합 포장재(composite) 등이 있다. 미국에서는 금속 재료의 사용 비중이 42%로 가장 높고 다음은 플라스틱(23%)이며 다음으로는 종이(20%) 그리고 유리(15%)가 차지하고 있다. 미국에서 플라스틱의 비중이 금속보다 적은 이유는 재활용 문제로 플라스틱 가격이 상대적으로 높은 것이 큰 이유라고 할 수 있다. 이와는 달리 국내에서는 편리성 및 다양한 적용 가능성으로 플라스틱의 사용 비중이 계속 높아지고 있으며, 단일 재료보다는 혼합 포장재의 사용이 증가되고 있는 추세이다. 그러나 이러한 플라스틱 포장재와 다층 포장재의 사용 증가는 차단성과 이용 편리성이라는 장점과 분리수거 및 재활용의 어려움이라는 환경적인 부담을 주고 있는데 국토가 좁고 님비현상이 강한 국내의 현실에서는 단점이 더욱 클 수 있으므로 궁극적으로는 포장재의 선택에 제한을 줄 수 있다.

1 금속(steel or aluminum)

포장 재료로서 금속은 일반적으로 기계적 강도가 매우 높아 외부의 물리적 충격에도 내용물을 잘 보호 할 수 있으며, 산소 및 수분 그리고 광선의 침투를 완벽하게 차단할 수 있는 장점을 가지고 있다. 그러나 산도가 높은 한약의 경우는 금속 표면을 녹슬게 하여 내용물의 안전성까지 영향을 미치는 경우가 발생할 수도 있다.

금속 재료를 사용한 포장 용기의 대표적인 형태는 캔(can)인데 캔은 산소 등의 기체, 수분 및 광선을 완벽하게 차단할 수 있어 내용물의 산화 그리고 수분 재흡수를 최소화 할 수 있으며 기계적 강도도 우수하여 내용물을 장기간 품질 손상 없이 저장하는데 매우 우수한 용기로 광범위하게 특히 서구 유럽에서 사용되고 있다. 또한 캔은 다른 재료 특히 종이나 플라스틱과의 복합화가 가능하여 다양한 한약에 적합하도록 활용도를 높일 수 있고 금속의 단점일고 할 수 있는 금속 냄새나 녹스는 문제를 보완할 수 있는 장점을 가지고 있다.

이러한 기능상의 장점 이외에도 금속은 대량 생산 설비에 적합한 점을 추가로 가지고 있다. 우선 내열성이 우수하여 열 및 전기 전도성이 높다. 이러한 점은 한약의 충진 후 가열 시간을 단축시켜 가열에 의한 내용물의 품질 파괴를 최소화할 수 있으며 기업의 입장에서는 비용 절감이 가능하여 원가 절감에 기여 할 수 있다. 또한 기계적 강도가 우수하고 대량 생산과 규격화가 가능하여 금속을 이용한 포장 용기 대량생산을 보다 용이하고 경제성을 높일 수 있도록 도와주고 있다. 환경적으로도 금속 재료는 재활용도가 높아 환경오염의 부담을 줄여 줄 수 있어 친환경인 소재로 인식되고 있다.

그러나 이러한 장점에도 불구하고 캔은 소재 자체가 불투명이어서 제품 내용물을 보여 줄 수 없어 시각적인 효과를 기대할 수 없으며 금속 캔의 경우는 플라스틱에 비해 중량이 무거워 제품 수송비가 많이 드는 단점이 있다. 또한 전자레인지 사용이 가정에서 일반화 되고 있는 상황에서 전자레인지를 이용하여 용기와 함께 내용물을 가열할 수 없다는 단점도 가지고 있어 고부가가치 즉석 한약 개발에 적용하기는 한계를 가지고 있다. 이외에도 향에 민감한 제품의 경우는 금속 향을 민감한 소비자가 느낄 수 있어 다양한 제품 적용에는 제한을 받고 있는 것도 현실이다.

Can은 제조 방법에 따라 몸통과 밑면이 하나로 되어 있고 그 위에 윗부분을 연결하는 2 piece can과 몸통, 밑면 그리고 윗면을 각각 연결하여 용기를 만드는 3 piece can으로 나누어진다.

캔과 함께 또 다른 금속 포장 재료로서 중요한 알루미늄은 기본적으로 반사율과 인쇄성이 우수하여 소비자에게 제품을 매혹적으로 보이게 하는 장점을 가지고 있다. 기능상으로 알루미늄 포장재는 방습성이 우수하여 수분에 민감한 제품, 특히 장마철에 과자 포장재로서 습기를 막아주는데 매우 효과적이다. 또한 보향성, 방취성 그리고 차광성이 우수하여 기호 한약 특히 커피나 지방 함량이 높은 제품의 향 보존 및 산화 방지에 매우 효과적이며 steel can 보다 무게가 가벼워 수송비를 절감할 수 있다. 또한 특유의 유연성으로 일반 가정에서도 손쉽게 사용할 수 있어 상업화에도 성공하였다. 대량 생산 및 가공 면에서도 열전도성이 우수하여 가열 시간을 단축할 수 있고 단열성도 좋아 한약 저장에 유리한 면도 있다. 그러나 이러한 장점에도 불구하고 금속 재료라는 특징 때문에 전자레인지 조리 시에 내용물과 함께 조리가 어려워 소비자에게 불편을 주고 있다. 또한 가공이나 저장 중에도 기계적 강도가 약하고 pinhole 발생 가능성이 있어 세심한 주의가 요구된다. Pinhole은 알루미늄 호일 제조 중에 작은 틈이 생기는 것으로서 발생률은 알루미늄 호일의 두께에 반비례 하고 있다. Pinhole이 발생되면 호일 특유의 장점인 방습 및 방향 기능이 저하되어 원하는 보호 기능을 가질 수 없게 된다. 그러나 pinhole을 줄이기 위해서 두께를 높이면 알루미늄 호일의 장점인 유연성이 없어지게 된다. 따라서 pinhole의 발생율과 두께를 적절하게 조화시켜 내용물에 맞는 포장재의 기능을 갖도록 하는 것이 매우 중요하다.

2 유리(Glass)

유리는 모래를 주성분으로 하는 거대 분자로서, 포장 재료로서 오래전부터 사용되어왔다. 주성분은 모래이며 여기에 유동성과 충격 내성을 주기 위하여 limestone($CaCO_3$)과 sand ash($NaCO_3$)를 적은 양 첨가하여 매우 높은 열(500℃ 이상)을 가하여 용기로서 제조하고 있다. 유리의 정확한 화학 구조는 $Na_2O \cdot CaO \cdot 8SiO_2$이며, 용도에 따라 구성 비율이 달라질 수 있다.

고급 한약 포장 재료로서 간주되는 유리의 장단점은 다음과 같다. 우선 유리는 투명하기 때문에 소비자에게 고급스럽게 보이며 내용물의 색을 비롯한 관능적인 상태를 소비자에게 쉽게 알릴 수 있으며, 제품을 매력적으로 보이게 할 수 있다. 또한 외부의 수분이나 산소에 대한 차단성이 매우 좋아 저장 기간 동안에 안정적으로 한약을 저장 할 수 있다. 이와 아울러 유리는 그 자체가 반응성이 없어 수분이나 지방이 많은 제품 그리고 강산성 제품(식초 등)까지도 원하는 품질 수준을 안전하게 저장 기간까지 보관할 수 있다. 그러나 이러한 장점을 가진 유리도 자외선 차단 능력이 없다는 점과 중량감 그리고 운반 중 파손 가능성 때문에 사용에 많은 제약을 받고 있으나, 최근에는 이러한 단점을 극복할 수 있는 방법이 연구되고 있다.

유리 용기는 형태와 용량에 따라 다음과 같이 나누어진다.

① Bottles : 좁은 목을 가지고 있으며, 청량음료나 맥주병이 대표적이다.
② Jar : 목과 몸통 부분의 넓이가 같으며, 내용물의 입자가 크거나 점도가 높은 제품에 많이 사용되고 있다. 쨈이나 최근에는 pickle 포장 용기로서 많이 사용되고 있다.
③ Tumbler : 목 부위를 넓게 만든 용기이다.
④ Jungs : bottle을 확대한 모양으로서 좁은 목을 가진 큰 용기이다. 대표적으로는 업소용 생수통이 이런 형태를 가지고 있다.

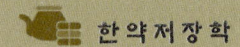

⑤ Vial : 좁고 짧은 목을 가진 형태로서 병원이나 실험실에서 시료 보관용으로 많이 사용된다.

종이(Paper)

　종이는 나무의 식물 섬유를 추출하여 이를 물에 분산시켜 물을 매개로 얇고 편편한 원하는 형태로 만든다. 리그닌으로 결합된 셀룰로오스(cellulose)로 구성되어 있는 종이의 분자량은 200,000에서 500,000정도로서 길고 강한 고분자 구조를 취하고 있다.

　종이는 중량에 비하여 강도가 우수하며 가공이 용이한 장점을 가지고 있어 포장 재료로서 일정한 영역을 구축하고 있다. 북미 지역에서는 원료 확보가 용이하고 가격이 저렴하고 재활용성이 우수한 환경 친화적인 특징 때문에 매우 폭 넓게 사용되고 있으나, 우리나라에서는 원료 거의 대부분을 수입에 의존하고 있기 때문에 포장재로서의 사용은 폭 넓게 이루어지지 못하고 있으며 bag이나 box 형태로 물건을 수송하는데 이용되고 있다. 그러나 최근에는 뛰어난 수분 흡수와 조절 능력 그리고 충격 흡수 능력을 이용하여 플라스틱과 함께 사용하면서 내용물의 저장성을 높이는데 많은 기여를 하고 있다.

　처리과정 차이나 원료의 차이에 따라 종이는 일반적으로 세 가지로 나누어 질 수 있다. 현재 사용되고 있는 종이 포장재 중에서 비교적 강한 물리적 특성을 가지고 있으며, 미국에서는 일반 편의점이나 슈퍼 등에서 많이 사용되고 있는 종이 포장재를 Kraft paper라고 한다.

　종이 포장재는 또한 용기 형태와 용도에 따라 다음과 같이 구분 될 수도 있다. Bags 포장재는 편의점이나 슈퍼마켓 그리고 fast food점에서 많이 사용되고 있으며 Paper sheet 형태는 정육점이나 제과점에서 개별 포장용으로 많이 사용되고 있으며 대부분이 wax나 폴리에틸렌 플라스틱 필름으로 coating 되어 있다. Packaging board는 냉동식품, 건조식품이나 제과 제빵 그리고 전자레인지 조리식품 등에 사용되고 있으며, 폴리에틸렌 필름으로 코팅하는 경우가 많다. 특히 냉동 피자나 냉동 케이크 그리고 전자레인지용 제품의 포장재로 많이 사용되고 있다. Clay coated paperboard는 cereals이나 면류와 같이 수분 변화에 민감한 건조한약 또는 우유의 내 표면 포장재로 많이 사용되고 있으며, 저장 조건 내·외부에 존재하는 수분의 영향을 최소화하기 위하여 많이 이용되고 있다. Corrugated boxes는 외부 충격 방지용으로 제조된 포장재로서 장기간 수송이 필요하거나, 충격에 약한 내용물을 수송하기 위하여 사용된다. 일반적인 구조는 내·외부에는 kraft paper로 둘러싸고 corrugated paperboard를 내부에 일정한 간격을 두고 부착함으로서 외부 충격으로부터 내용물을 보호할 수 있게 된다. Corrugated paper는 그 자체도 상대적으로 다른 종이 보다 lignin 함량이 많아 물리적인 특성이 강하면서도 유연성도 가지고 있어 내용물을 외부 충격으로부터 보호하는데 좋은 역할을 할 수 있다.

 ## 플라스틱(polymer or plastic)

플라스틱은 모노머로 구성되어 있는 거대 분자라고 간단히 정의할 수 있다. 보다 정확하게 표현하면 일정한 분자량을 갖는 저분자 단위 구조 즉, 단량체인 모노머가 여러 번 반복되어 있는 물질로서 단일 분자량을 갖지 않고 여러 분자량을 가지고 있으며, 높은 기계적 강도, 높은 점도, 성형성 그리고 고무적 탄성을 지니고 있다. 플라스틱 포장재는 모노머의 결합 방식에 따라 첨가 중합 폴리머(additional polymer)나 축합중합 폴리머(condensational copolymer)로 나누어진다. 첨가 중합 폴리머는 모노머 사이의 결합이 부가적인 생성물 없이, 이중 결합을 가지고 있는 모노머들이나 두 가지 종류의 관능 그룹을 가지고 있는 모노머들이 서로 연결되어 폴리머를 형성하는 것을 말하며, 폴리에틸렌이나 폴리프로필렌이 대표적인 첨가중합형 폴리머에 해당된다. 축합 중합 폴리머는 두 개 이상의 기능 그룹을 가지고 있는 모노머들이 결합 과정에서 작은 생성물을 만들어 내며 결합을 한다. 대표적인 필름으로는 PET(polyethylene terephthalate)와 nylon 등이 있다.

(1) 플라스틱 포장재의 종류

플라스틱 필름은 이를 구성하고 있는 모노머의 종류에 따라 매우 다양한 성질을 가지고 있으며 대표적인 한약 포장재로 다음과 같다.

① 폴리에틸렌 (polyethylene, PE)

폴리에틸렌 필름은 구조가 간단하고 저렴하여 한약 포장재로 광범위하게 사용되고 있다. 폴리머 구조는 $(-CH_2-CH_2-)n$이고 필름 자체는 투명하며 유연하다. 한약 포장에 일반적으로 무난하게 사용될 수 있는 이유는 저렴한 가격 이외에도 필름 자체가 무취, 무향이라서 무난하게 사용할 수 있다는 점도 있다. 기능상으로 폴리에틸렌 필름은 일반적으로 수분 투과도는 낮지만 기체 투과도는 높아서 제품의 향 손실 가능성이 높음으로 향에 민감한 제품이나 향 손실이 제품 품질에 중요한 영향을 미치는 커피와 같은 기호 한약에 폴리에틸렌 필름 단독으로 사용하는 것은 피하는 것이 일반적이다. 그럼에도 불구하고 폴리에틸렌 필름이 폭 넓게 사용되는 이유는 저렴한 가격 이외에도 인쇄 능력이 우수하여 소비자에게 외관이 매력적으로 보이게 할 수 있을 뿐만 아니라 접착력이 우수하여 제품의 밀봉이 유리한 면이 있기 때문이다. 또한 최근에 많이 적용되고 있는 다층 필름에도 우수한 접착력을 이용하여 다른 재질의 포장재와의 접착하여 사용하는 경우가 많이 증가하고 있다.

제조 방법에 따라 폴리에틸렌 필름은 밀도가 달라지는데 밀도가 증가함에 따라 기계적 강도 및 차단성이 증가하지만, 접착력은 떨어지므로 사용하는 제품의 특성에 맞는 밀도의 선택이 중요하다.

② 폴리프로필렌(polypropylene, PP)

폴리프로필렌은 폴리에틸렌처럼 폭 넓게 사용되는 재질로서 구조는 ($-CH_2-CHCH_3-$)n이며 기본적으로 투명하여 유연성이 있다. 포장재로서 PP는 충격 강도가 PET보다 높은 편은 아니지만 PE보다는 우수한 편이다. 또한 수분 및 기체 차단성도 일반적으로 PE보다는 우수한 편으로 다양한 제품에 무난하게 사용되어 왔다. 또한 공정 개선을 통한 내열성 PP의 제조를 통하여 최근에 유행하고 있는 레토르트나 전자레인지 조리 제품에 많이 사용되고 있어 앞으로 사용 범위가 확대될 것으로 보인다. 그러나 이러한 장점에도 불구하고 폴리프로필렌은 이취(off-flavor) 발생 및 제품 향의 포장재로의 흡착 가능성이 높은 것이 단점으로 지적되고 있다. 실제로 주스 포장재의 내면에 폴리프로필렌을 사용한 경우에 포장재의 특유의 성분이 주스 내용물에 전이 되거나 또는 주스의 향 성분인 리모넨 성분이 포장재로 흡착되어 품질 저하로 연결될 수 있으므로 이점에 대한 세심한 주의가 요구된다.

③ 폴리스티렌(polystyrene, PS)

즉석 유탕면 등에 광범위하게 사용되고 있는 폴리스티렌은 ($-CH_2-CHC_6H_5-$)n 구조를 가지고 있으며 방향족 구조 특징상 내부에 틈이 많아 충격 흡수성 및 내열성이 뛰어난 일반적인 특징을 가지고 있어 전자 제품 포장 등에 충격 흡수제로 많이 사용되고 있다. 한약 포장재로 폴리스티렌은 느슨한 구조로 인하여 수분 및 기체 차단성이 우수하지 못하여 외부 환경으로부터 제품의 보호가 충분하지 못하고 제품의 향 보존성이 떨어지는 단점을 가지고 있다. 그러나 이러한 방향족 구조의 느슨함으로 인해서 오히려 내열성이 뛰어나 즉석 유탕면이나 즉석 국에 광범위하게 사용되고 있다. 즉, 내용물에 뜨거운 물을 담았을 때 소비자가 유탕 면이나 국을 손에 들고 섭취하는 경우가 많으므로 용기 안의 열기를 밖으로 전달하지 않는 것이 섭취 시 편리하고 내용물의 맛을 오랫동안 보존 할 수 있는 장점이 있어 많이 사용되고 있다.

그러나 이렇게 뜨거운 조건에서 사용하는 관계로 최근에 포장재의 안전성에 관한 문제가 일부 제기되고 있다. 뜨거운 물이나 전자레인지에 장시간 접촉 시 포장재를 구성하고 있는 스티렌 모노머가 결합되어 있는 스티렌 다이머 또는 스티렌 트리머가 용출되었으며 이 물질들은 환경 호르몬 의심 물질로서 소비자의 해당 제품 선택 및 국민의 보건 건강에 큰 위협 요인이 되고 있어 이에 대한 체계적인 연구를 통하여 스티렌 다이머 또는 스티렌 트리머의 위해 요인을 확실히 검증하고 이를 최소화 할 수 있는 방안을 마련하는 것이 시급하다고 할 수 있다.

④ 폴리비닐클로라이드 (polyvinylchloride, PVC)

폴리비닐클로라이드는 일반 가정에서 PVC wrap으로 많이 사용되고 있는 포장재로서 구조는 $(-CH_2-CHCl-)_n$이다. 일반적으로 투명하며, 햇빛에 민감하여 실내에서 사용하는 것이 바람직한 특징을 가지고 있다. 한약 포장재로서 PVC wrap은 유연성이 우수하여 가정에서 야채를 비롯한 한약 포장용 랩 필름으로 많이 사용되고 있으며 지방 성분에 대한 차단 능력이 우수하고 자체 접착 능력이 뛰어나서 배달음식점에서 음식 일회용 포장 등으로 많이 사용되고 있다. 그러나 이러한 장점에도 불구하고 수분이나 기체 차단성이 좋지 못하고 지나친 열을 가하면 클로라이드 성분이 유출되어 유해성 발암 물질이 생성될 수 있으므로 전자레인지나 고온에 사용 시에는 주의해야 한다.

제7장 한약의 포장

⑤ **폴리에틸렌 테레프탈레이트 (polyethylene terephthalate, PET)**

폴리에틸렌 테레프탈레이트는 에틸렌과 terephthalic acid가 축합 중합 반응으로 생성된 포장재로 구조는 $HO-CH_2-CH_2-OH$(ethylene glycol)과 $HOOC-C_6H_4-COOH$(terephthalic acid)가 일대일 반응으로 $H(-O-CH_2-CH_2-O-CO-C_6H_4-CO-)nOH$ 구조를 만들고 반응 과정에서 H_2O를 만들게 된다. 음료수 포장재로 PET라는 이름으로 널리 알려져 있고 일반적으로 기계적 강도가 높은 특징을 가지고 있으며 화학 물질에도 안정하다. 포장재로서는 전반적으로 기체 차단성이 양호하며 외부 충격에도 강하여 음료수 포장에 많이 사용되고 있다. 고온에서도 이취 발생 가능성이 그다지 높지 않아서 다양한 제품에 광범위하게 사용될 수 있으며 특히 새로 개발 중인 여러 기능성 포장재(SiOx, 자외선 차단 필름 등)들이 PET를 기초 필름으로 선택하고 있을 정도로 그 응용 가능성이 매우 높은 포장재이다.

⑥ **나일론 6, 6 (nylon 6, 6)**

의류 소재로도 우리에게 널리 알려진 나일론 필름은 six carbon인 hexamethyl diamine($H_2N-(CH_2)_6-NH_2$)과 역시 six carbon인 adipic acid ($HOOC-(CH_2)_4-COOH$)가 일대일 반응하여 $H(-HN-(CH_2)_6-NH-CO-(CH_2)_4-CO-)nOH$ 구조를 만들고 과정에서 H_2O를 만든다. 일반적으로 필름 자체는 무취, 무향이며 매우 투명하다. 한약 포장재로는 기계적 강도가 폴리에틸렌 보다 우수하여 제품을 외부 충격으로부터 보호할 수 있고 열에 대한 안정성이 뛰어나고 저온에서도 부러지거나 하는 물리적 변화가 적다. 또한 기체 차단성이 우수하여 육가공제품 포장재로도 많이 사용되고 있다.

⑦ 폴리카보네이트(PC)

폴리카보네이트는 포장재로는 광범위하게 사용되지는 않고 있지만 특유의 높은 기계적 강도로 인하여 생수 대용량 제품과 일부 포장음료 제품에 폭 넓게 사용되고 있다. 구조는 ($-O-C_6H_{10}-C-C_6H_{10}-O-CO-$)이고 일반적인 특징은 투명하며 무취, 무향이다.

⑧ 폴리염화비닐리덴 다이클로라이드(PVDC)

육가공 제품에 폭넓게 사용되고 있는 나일론은 대체하기 위하여 기능성 소재로 개발된 PVDC는 saran이란 이름으로 불리며 대중적으로 판매되고 있으며 일부 선진국에서는 고온에서의 높은 안전도 때문에 빠른 속도로 PVC를 대체하고 있다. 구조는 ($-CH_6-CCCl-$)이며 일반적인 특징은 부드러운 성질을 가지고 있으면서도 충격 저항성이 우수하고 자체 접착력도 좋은 면이 있다. 한약 포장재로서는 수분 및 기체 차단성이 우수하여, 나일론을 대체하여 육가공 제품 포장재로의 일부 사용되고 있으며 앞으로도 사용 범위가 폭 넓게 늘어날 가능성이 있다. 또한 향 보존성도 매우 우수하여 기능성 제품에 폭 넓게 사용 될 수 있을 것으로 기대되며, 미국에서는 saran이라는 제품명으로 시판되고 있으며 높은 가격에도 불구하고 일부 가정에서는 PVC를 대체하고 있다.

⑨ 에틸렌 비닐알코올 축합 폴리머 (ethylene vinyl alcohol coploymer)

일반적으로 EVOH 또는 EVAL로 불리며 기능성 포장재로 매우 광범위하게 사용되고 있다. 필름 자체적인 특징은 무색무취하고 $CH_2=CH_2$(에틸렌)과 $CH_2=CH-O-CO-CH_3$(vinyl acetate)이 다양한 비율로 혼합되어 $-(CH_2-CH_2)_x-(CH_2-CH-OH)_y-$구조를 만든다. 이러한 다양한 비율의 조합으로 제품에 맞는 포장재를 선택 제조할 수 있다. 즉, 비닐 아세테이트 함량이 증가하면 할수록 기체 차단성은 높아지지만 수분 차단성은 저하된다. 반대로 에틸렌 함량이 증가하면 할수록 수분 차단성은 높아지지만 기체 차단성은 저하된다. 이것은 수분의 극성과 필름 구성 성분 사이의 극성 정도의 차이에 기인한다. 따라서 EVOH 필름은 일반적으로 기체 차단성 및 수분 차단성이 우수한 편으로 간주되지만 그 정도는 구성 성분의 함량에 따라 크게 좌우됨으로 내용물에 맞는 포장재의 제조 및 선택이 가능해지는 장점을 가지고 있다.

Ⅲ. 포장재 첨가물질

한약 포장재 제조 시에는 기본적인 포장재 물질 뿐만 아니라 포장 용기 제조를 용이하게 하고 포장재의 저장성을 높이고 시각적인 효과를 위하여 다양한 물질들을 첨가하고 있다.

1. 첨가제(Additives)

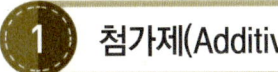

(1) 항산화제(antioxidant)

한약 성분 그 중에서 지방 성분과 마찬가지로 포장재는 radical과 반응하여 포장재의 결합부위를 절단시켜서 포장재의 여러 차단 능력을 저하시킴으로서 한약의 저장성에 부정적인 영향을 줄 수 있으므로 포장재 제조 시에 항산화제를 첨가하여 free radical과의 반응을 최소화 하고 있다. 사용되고 있는 물질로는 butylated hydroxy toluene(BHT)와 butylated hydroxy anisole(BHA) 계통의 페놀류뿐만 아니라 아민 계통의 물질들도 사용되고 있다.

(2) 자외선 안정제(U.V. stabilizer)

한약 포장재는 제품과 함께 외부에 노출되는 경우도 있지만 포장재 단독으로 저장 중에 외부 환경 특히 자외선에 노출되는 경우가 많아서 포장재의 변색이나 포장재를 구성하는 모노머들의 결합력에도 부정적인 영향을 줄 수 있어서 2-hedorxy benzppenoenes이나 1, 2, 3- substituted benzotriozoles과 같은 방향족 물질들을 사용하여 자외선 파장 범위의 빛을 흡수하도록 하고 있다.

(3) 가소제(Plasticizer)

포장재를 만드는 과정에서 포장 재료인 모노머 사이의 반응 가능성을 줄이고 유연성을 증가시키고 모노머 사이의 거리를 넓혀 반응 강도를 낮추거나 결합을 파괴하는 역할을 하는 물질을 가소제라 한다. 가소제에는 cyclic, linear, 그리고 polymeric 형태의 세 가지가 일반적으로 사용되고 있다. 우선 cyclic형으로는 phthlate 계통이 있으면 광범위하게 사용되고 있다. 에스테르 결합을 물질의 종류에 따라 dioctyl phthalate 또는 diethylheptyl phthalate 등이 있다. 직선형으로는 $HOOC\text{-}(CH_2)_n\text{-}COOH$가 있는데 n은 4에서 8정도이다.

(4) 윤활제(Lubricant)

포장 용기 제조 시 모노머들의 흐름을 좋게 하는 윤활유 역할을 하고 있으며 지방산이나 그 에스테르(stearic acid $CH_3\text{-}(CH_2)_{16}\text{-}COOH$, laurystearate $CH_3\text{-}(CH_2)_{16}\text{-}COO(CH_2)_{11}\text{-}CH_3$, Ca stearate $CH_3\text{-}(CH_2)_{16}\text{-}COOCa\text{-}OOC\text{-}(CH_2)_{16}\text{-}CH_3$) 등이 많이 사용되고 있으며 종종 저밀도 폴리에틸렌 등도 사용되고 있다.

(5) 박리제(Release agents)

용기를 성형한 후에 성형 틀에서 제품을 손쉽게 제거하기 위하여 사용하는 물질을 말하며, metallic stearate나 실리콘을 사용한다.

2 인쇄 용제

포장재를 장식하고 상품에 대한 정보를 제공하기 위하여 인쇄과정을 거치게 된다. 이 과정에서 여러 가지 인쇄 용제를 사용하게 되는데 알코올 구조로는 에탄올, 프로파놀 그리고 이소프로파놀 등이 그리고 에스테르 구조로는 에틸아세테이트 그리고 이소프로필아세테이트 등이 사용된다. 방향족 물질로는 톨루엔 그리고 자이렌 등이 그리고 케톤 구조로는 메틸에틸케톤 등이 사용되고 있다. 그러나 이러한 인쇄 용제의 사용은 한약 포장재에 인쇄 용제를 잔존시키고 결과적으로 한약 포장 시 잔존 용제가 한약으로 전이되어 한약의 품질을 저하시키고 안전성을 저하시킬 수 있으므로 매우 세심한 주의가 요구되고 있으며 업계 자율과 공공 기관의 규제를 통하여 관리 되고 있으며 잔존 용제를 최소화하기 위한 연구도 일부 진행되고 있다.

Ⅳ 포장재 개발동향

1 자외선 차단 포장재

천연 기능성 한약이나 음료 개발에 어려움을 주는 한 가지 요인은 저장 중 자외선 조사에 의한 내용물의 변질이라고 할 수 있다. 이러한 품질 변화를 막기 위하여 포장재에 색을 첨가하거나 포장재에 덧씌우기를 하는 경우가 있으나 비용 상의 문제와 내용물의 상태를 소비자에게 보여줄 수 없다는 단점 때문에 개선의 여지를 가지고 있다. 따라서 투명하면서도 자외선 차단 효과를 나타낼 수 있는 포장재의 개발이 필요하여 이런 필요 때문에 만든 포장 재료가 polyethylene naphthlate(PEN)이다.

PEN 수지는 NDC-based polyester로서 기존의 PET의 특성을 가지면서 내열성, 차단성 및 기계적 강도 등에서 우수한 물성을 보이는 차세대 polyester이며, 향후 필름, 섬유, 포장 분야에서 PET가 형성한 infrastructure를 기반으로 PET의 대체뿐만 아니라 새로운 수요가 기대되는 고분자 물질이다.

PEN 수지를 이용한 포장 재료는 PEN과 PET와의 혼합 정도에 따라 다음과 같이 분류된다. 우선 PEN으로만 이루어진 PEN Homopolymer와 일정 비율의 PET가 혼합된 Copolymer로 나눌 수 있다. Copolymer로는 8%의 naphthalate를 함유한 PETN 8과 8% terephthlalate를 함유한 PENT 8이 있으며 첨가 비율은 사용 목적에 따라 다양하게 조절 할 수 있다. 또한 PET와 PENT 8 pellet을 혼합한 blends도 사용되고 있다.

2 알루미늄 대체 포장재

Retort 제품의 저장성 및 가공성을 높이기 위하여 알루미늄 포장재가 폭넓게 사용되고 있다. 그러나 새롭게 개발되고 있는 retort 제품의 상당수가 용기와 함께 내용물을 가열하는 방식을 선택하고 있어, 전자레인지 조리 방법 사용이 어려운 알루미늄 포장재의 큰 단점으로 지적되고 있다. 이러한 단점을 극복하면서 알루미늄 포장재가 가지고 있는 기체 및 산소 차단성을 유지하도록 개발한 포장재가 SiOx(silicone oxide) 필름이다. 이 필름은 기본적으로 PET 포장재 표면 위에 진공 기화 방식을 통하여 silicone oxide를 흡착시킨 것으로 한약 포장재로서 다음과 같은 특징을 가지고 있다. 우선 기체 및 향 차단성이 뛰어나 제품의 산화 및 향에 민감한 제품에 적합하다. 이러한 특징은 주스 포장재 사용에 일부 이용되면서 그 효과를 인정받고 있다. 또한 투명하여 깨끗한 인상을 주며 매우 얇게 가공할 수 있으며, 또한 견고성도 줄 수 있어 다양한 한약에 효과적으로 사용이 가능할 것으로 기대된다. 그리고 retort 살균 및 전자레인지 조리가 가능하여, 가공성이 뛰어나고 소비자에게 조리 편리성을 줄 수 있어 현재 다양하게 개발되고 있는 즉석 제품에 사용되고 있는 알루미늄 포장재를 대체하여 사용할 수 있어 내용물을 유리 용기에 옮겨서 전자레인지로 가열해야 하는 불편을 해소 할 수 있어 앞으로 전자레인지 즉석조리에 광범위하게 사용될 수 있을 것으로 기대 된다. 환경적으로도 폐기물 처리가 용이하여 환경에 대한 부담도 줄일 수 있는 장점을 가지고 있다. 그러나 이러한 장점에도 불구하고 가격이 아직 비싸고 포장재 표면에 인쇄가 어려운 단점이 있어 일부 제한적으로 사용되고 있으나 그 사용 범위가 급격히 증가 될 것으로 기대된다.

털크 캔(Tulc can)

금속 용기 포장은 편리성과 기계적 강도의 우수성으로 매우 폭 넓게 사용되고 있다. 그러나 장기 저장하거나 고온에 보관할 경우에는 내용물의 산성 영향으로 금속 성분의 부식이 발생할 가능성이 매우 높으며 이로 인하여 내용물의 안전성에 큰 문제점으로 지적되고 있다. 또한 급격하게 보급된 자동판매기에 고온으로 장기간 보관 시에는 금속 성분뿐만 아니라 비스페놀과 같은 유해 물질의 검출 가능성도 높게 제기되는 등 금속 can 용기의 안전성에 대한 소비자의 불안 심리가 매우 높은 상황이다. 이러한 문제를 해결하기 위하여 개발되고 있는 포장재가 털크 캔(tulc can)이다. 이것은 기본 골격 구조로서 TFS substrate를 사용하며 내용물과 접촉하는 안쪽 부위에 폴리에스터 필름을 증착하고 바깥 부분에는 하얀색 폴리에스터 필름을 증착하고 그 위에 인쇄를 하는 방식을 택하고 있다. 털크 캔(Tulc can)의 기본적인 특징은 다음과 같다. 경량이며 밑바닥이 일반 캔 보다 얇아 생산비용이 절감되며 높은 효율성을 가지고 있다. 또한 폴리에스테르 필름이 금속의 역할을 해주며 녹으로부터 보호해 주며 다양한 제품에 적용할 수 있어 적용 범위가 매우 높다.

현재 털크 캔(tulc can)은 일본 등에서 커피 포장재로 일부 사용되고 있으나 국내에서는 가격적인 문제와 설비상의 문제로 아직 사용되지 않고 있으나 추가적인 용도 개발을 통하여 광범위하게 사용 될 가능성이 높다고 할 수 있다.

4 인디케이터

내용물의 전체적인 또는 부분적인 시간-온도 변화 과정을 포장재에 시각적으로 보여 주어 내용물의 변화를 소비자가 외부에서 인식하도록 하는 간편하고 저렴한 장치이다. 이 장치의 기본 원리는 기계적, 화학적 그리고 효소적인 비가역적 반응의 변화를 기계적 형태의 변화 또는 색깔 변화/색깔 운동으로 시각적 변형을 부여하여 제품의 품질 변화에 연계를 시키는 것이며, 변화 속도는 온도에 의존한다. 이 인디케이터는 제품 유통 조건에 대한 소비자의 신뢰감을 증가시키며, 제품 품질 안전성에 대한 소비자의 신뢰 확보에 도움을 줄 수 있다. 또한 김치와 같은 발효한약의 경우에는 포장재에 부착한 인디케이터의 색변화를 통하여 내용물의 숙성 정도를 파악 할 수도 있다. 예를 들면 포장 김치의 경우 김치의 미숙, 적숙 그리고 과숙 정도에 따라 색 변화를 일으킨다면 소비자는 포장재 외부에 부착되어 있는 인디케이터의 색 변화를 통해 자기 선호도에 맞는 김치를 구입할 수 있게 된다.

인디케이터는 정보 전달 방법, 기능, 작동 원리에 다음의 세 가지로 구분할 수 있다.

먼저 Critical Temperature Indicators(CTI)는 일정한 기준 온도를 초과하거나 미달했을 때 색 변화를 보이는 인디케이터로서, 동결한약의 해동, 초콜릿의 melting 그리고 일정한 온도 이상에서의 단백질 변성과 같은 비가역적인 상변화에 의한 품질 변화 및 일정 온도 이상에서의 미생물 번식이 문제가 되는 경우에 적합하다. 그리고 특정 온도 이상 및 이하에서의 저장 이력을 보여 주지 못하는 단점이 있다. 실용화된 경우는 temperature exposure button과 cold side indicators가 있다. 전자는 -17℃에서 66℃ 사이의 온도에서 5분 동안 2시간 사이에서 완전한 색 변화를 일으키며, 후자는 0℃ 이하로 온도가 떨어지면 색이 변하는 제품으로 emulsion based food에 적합하다.

다음으로는 Critical Temperature/Time Integrators는 CTI를 개량한 것으로 정해진 온도-시간 이상에서만 노출 정도를 축적하여 반응을 나타내며, 일정 온도 이상에서만 품질 변화가 일어나고 반응 속도를 측정 할 수 있는 제품에 적합한 방식이다.

마지막으로 Time-Temperature Indicators(TTI)는 지속적이고 온도 의존적인 반응에 따라 색 변화를 일으키는 방법으로서, 품질 지표 변화와 인디케이터의 색 변화에 있어서 매우 높은 상관관계를 보여주고 있다. 최근에는 백신과 같은 의약품, 육가공 제품 그리고 포장야채에 적용되고 있다. 상업적으로 현재까지 개발된 종류는 대략 세 가지 정도인데 대부분이 효소와 기질 사이의 화학 반응이 노출 온도에 따라 좌우된다는 점을 이용한 것으로, 내용물의 온도 및 저장 시간에 따른 품질 지표 변화와 매우 높은 상관관계를 보여주고 있다. 상업적으로 개발된 대표적인 인디케이터 2가지의 특징은 다음과 같다. 먼저 Monitor mark는 확산 원리에 기초하고 있으며, 사용하기 전에 패드는 확산 패드에 의해 분리되어 있으며, 막을 제거하여 인디케이터를 활성화시키면 온도가 화학 물질의 녹는점 위로 높아지면서 확산이 일어나 색의 변화를 관찰할 수 있게 되며 색변화 속도를 내용물의 품질 지표와 일치하도록 조절하는 것이 핵심 기술이다. 사용하는 물질은 부틸스테아레이트, 프탈산디메틸, 옥틸옥타노에이트 등 이며, 물질 양과 강도를 조절하여 한약 내용물의 저장 수명과 일치하는 조건을 설정하게 된다. 이 방식은 세계 보건 기구가 백신 수송을 감지하기 위하여 처음으로 사용하였다. 두 번째로는 I-point enzymatic indicator인데 이것은 지방 성분의 효소적 가수 분해에 의해서 생기는 pH의 감소에 의한 색변화의 원리를 이용하였다. 인디케이터의 한 부분은 지질 분해효소(pancreatic lipase)용액을 가지고 있으며, 다른 한쪽은 lipid substrate고 구성되어 있다. 활성화되기 전에는 인디케이터는 두 개의 독립된 부분으로 구분되어 있으며, 인위적으로 막을 제거하여 활성화시키면, 기질의 가수 분해로 인하여 산을 분출하여 pH를 떨어뜨려 색을 변화시켜, 초록, 노랑, 오렌지 그리고 붉은색 등을 띠게 된다. 따라서 각기 다른 효소-지질 복합체를 이용하여 다양한 보존 기간에 맞는 인디케이터 전용이 가능하다.

제 8 장
한약의 보관

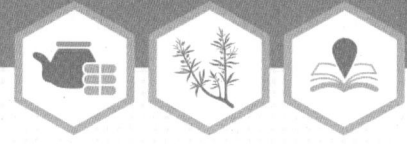

Ⅰ 보관 장소 • 147

Ⅱ 한약의 저장관리 • 149

제8장
한약의 보관

I. 보관 장소

1. 밖에 쌓아 놓는 보관

약재 수확 후 임시 보관 시에 노적해두는 것으로 원칙적으로는 사용해서는 안 된다. 건조하고 약간 높은 지대에 보관하고, 주위에 물도랑을 파두어 갑작스런 비 피해를 예방해야 한다. 덮어씌우는 천은 잿빛천이 검정색보다 더 유리하다. 일교차가 10~30℃이면, 품질변화가 심해지며, 30일 이상 노적은 금지한다. 비 오는 날에는 비가 새지 않고 바람에 견디게 하는 수단 필요하다.

2. 임시 가설 보관소

한약재를 소비처에 보내기 전 창고가 갖추어지지 않은 곳에서 일시적으로 보존할 필요가 있을 때는 이용한다. 건조하고 약간 높은 지대에 보관하고, 물도랑을 파둔다. 창고 바닥은 흙을 다지고, 발판으로 쓸 나무는 껍질은 벗겨서 사용하고, 가설 창고 옆에는 잿빛천이나 가마니를 둘러친다. 30일 이상 노적은 금지한다.

3 보관 창고

　지대가 높고 건조한 곳에 창고를 설치한다. 가축우리, 강, 저수지, 공장지대, 상·하수도관 근처, 오물 쌓아두는 곳은 피하고, 바깥온도와 습기를 차단하도록 설계되어 있어야 한다.

　창고는 남쪽으로 길게 놓이게 하며, 동·서쪽으로 향한 벽은 길고 남·북쪽으로 향한 벽은 짧게 한다. 서쪽 벽은 두 겹으로 하거나 두껍게 하여 복사열을 덜 받도록 한다.

　지붕은 비가 새지 않고, 외부 온도의 영향을 덜 받도록 설계하고, 바닥은 철근, 자갈, 시멘트로 다져서 쥐 피해를 방지한다.

　천장은 볕이 잘 드는 곳 방향과 볕이 덜 드는 곳 방향으로 약 7°정도 경사지게 만들고, 밀폐한 방을 별도로 두어 피해서 방제할 수 있도록 하고, 지하실이나 항온항습장치를 이용하여 온도 변화에 민감한 약재의 보관에 적합하도록 한다.

　창고 바닥이나 벽에서 떨어뜨려 보관하여 온도·습도의 영향을 최소화할하며, 바닥에 받침목이나 깔판을 깔아 바닥에서도 통풍이 이루어지도록 한다.

　약재를 쌓을 때에는 천장에서 1m이상 떨어지게 하여 약재 내에서 자체적으로 열이 발생하거나 안전사고가 일어나지 않게 한다. 약재마다 산지, 품명, 입고 일자 등을 기입해서 혼동되지 않도록 한다.

　비슷한 성질의 약재는 따로 보관한다. 특히, 길경, 사삼, 백지, 전호 등 뿌리약재들은 해충 피해가 잦으므로 따로 보관하며, 독·극약 역시 일반 약재와 따로 보관한다.

II. 한약의 저장관리

1 포장

(1) 포장방법

포황, 해금사 등 분말 형태는 치밀한 용기에 저장한다. 차전자, 청상자 등 작은 과립 형태는 세밀한 마대나 종이를 사용해 포장한다.

망초, 생지황, 황정 등 흡습성이 강한 약재는 흡습 시 용해되거나 당의 용출이 용이하므로 화학섬유를 사용한다.

꽃, 잎, 전초류 약재는 늘리거나 부서지지 않게 하고, 통풍을 잘 시켜서 흡습에 의한 변색을 방지하며, 가급적 용적을 줄인다. 꿀, 소합향유 등 액체 약재나 휘발성 약재는 유리병, 도자기, 캔 사용하여, 빛, 습기, 열 차단하는 것이 중요하다. 내·외 포장을 따로 하거나, 방습지, 기름종이, 비닐봉지 등을 내부에 대는 등 약재의 특징에 적합한 포장 방법을 선택한다.

(2) 포장종류

① 판매용 포장

비닐 포장을 많이 사용하며, 현재 규격화를 시도 중이다. 외관을 미려하게 하기 위하여 내·외 포장을 따로 하기도 한다. 벌레 침입을 방지하므로 상품의 보호에 유리하나, 건조 불충분 시 포장 내에서 곰팡이가 발생하거나 부패하기 쉽다.

② 운송장 포장

방습, 방충, 내압성 재질이어야 한다. 과거에는 마대나 포대를 사용하였고, 현재에는 종이상자, 목판상자, 대나무 광주리 등을 이용한다.(부

자를 소금에 절인 수부자 - 대나무광주리 이용, 우황, 사향 - 철통, 캔 이용)

(3) 포장방법의 개선

포장 유형, 규격, 용량, 포장 재료, 용기 형태, 압착력, 밀봉 방법, 검사 등을 규격화해야한다. 규격화를 통해 기계화·자동화하면 노동 생산성 향상, 운송비용 절감, 위생적 상태 유지, 안전성 보장, 운송 편리 등의 이점이 있다.

(4) 규격화된 한약 포장의 기재 사항

원산지, 품명, 포장단위, 사용기간, 효능·효과, 용법·용량, 취급상 주의, 일반적 주의, 생산자명, 검사기관

2 창고 내의 온도

대개 곰팡이나 세균, 해충의 번식 억제 가능한 10℃이하에서 보관한다. 당귀, 천궁, 백지, 길초근 등 정유 함유 약재, 목단피, 목향 등 휘발성·승화성 성분 함유 약재는 건조하고 시원한 곳에 저장토록 하고, 도기 등의 용기를 사용하는 것도 좋다.

목단피 보관 시 온도가 높으면, 주성분인 Paeonol $C_9H_{10}O_3$ 이 휘산하여 포장지에 승화·부착하는 경우가 있다.

생지황, 숙지황, 오미자, 구기자, 대조 등 수분 함량이 많은 한약재는 온도가 높아지면 자체 발열 현상으로 효소 작용이 왕성해져서 변질이 가속화된다.

보관창고의 통풍은 창고 안의 온도와 습도가 바깥보다도 높을 경우에만 하도록 한다. 여름철에는 맑은 날에, 겨울철에는 맑은 날 오전 중에, 통풍한다. 봄철에는 겨울동안 차가워진 상태의 한약재에 봄철 바람으로 이슬 같은 물방울이 생겨서 곰팡이류가 쉽게 번식하므로 통풍 시 주의한다.

3 방습

저장하기 전 약재 내 수분을 10% 이하로 건조시키고, 포장 재료는 방습 효과가 있는 것으로 한다. (비닐포장, 두꺼운 종이 등) 습도의 고저에 따라 약재의 무게에 영향을 미치므로 주의하며, 염화석회, 석회, 백도토 등 탈수제를 이용한다.

 4 방매(防霉)

온도와 습도조건을 적절히 하고, 주위 환경을 청결하게 유지한다.

 5 약재의 바꾸어 쌓기

장기간 보관 시 더미 안에서 자체적으로 열이 발생하게 되므로 위쪽의 것은 아래로, 안에 있던 것은 바깥쪽으로 바꿔 쌓는다. 밑바닥의 것이 습기에 더 민감하다는 점을 고려해야한다.

 6 방충

이유화탄소(CS_2), Chloropicrin(Trichloronitromethane, CCl_3NO_2), Aluminum phosphide, CCl_4, $CHCl_3$, CH_3Br 등을 사용하여 방충한다. 화학약품 사용 시 창고는 반드시 밀폐되어야 한다.

한약재의 수분 함량이 20%를 넘는 경우나 갓 채취한 경우에는 화학 약품을 쓰지 않는다. 약품 사용 후에는 충분히 휘산시켜 약재 중에 잔류하지 않도록 한다. 방독면이나 물에 적신 마스크를 착용하고, 화기를 피하여 사용한다.

과거에는 유황을 태우는 방법을 많이 사용했으나, 이에 의해 약재 색깔이 변하고, 유황 냄새가 남아있는 등의 단점이 있어 현재는 거의 사용하지 않는다.

 7 차광

색소를 함유한 약재는 거의 햇볕에 의해 변색하므로 차광 보존이 필요하다. 암처에 보관하거나 갈색 유리병 또는 도기 등을 이용하고, 창고 내에 통풍을 위한 창문에도 차광을 해야 한다.

 8 쥐 피해 예방

살서제 사용 시 인체에 해가 가지 않도록 주의한다. 쥐가 싫어하는 주파수를 이용하는 기계 등 보다 새로운 방법을 강구한다.

제 9 장
한약의 품질관리

Ⅰ 품질관리의 정의와 특성 • 155

Ⅱ 품질확보와 품질검사법 • 158

제 9 장
한약의 품질관리

I 품질관리의 정의와 특성

1 품질관리의 정의

품질관리(Quality control, QC)란 제품품질의 유지·향상을 위하여 각종 과학적 원리를 응용하여 관리하는 행위를 말한다. 소비자 요구에 맞는 품질의 제품을 경제적·효율적으로 생산하고 제공하기 위한 수단으로 설계·제조·판매·서비스 등 각 단계에 체계적인 관리수법을 종합적으로 응용활용하는 것이다.

동일제품이라도 수명·외관·호환성·안전성·내구력 및 사용상의 난이도 등이 다를 수 있으므로 제조기준이 되는 규격 설계품질을 정하는 것으로부터 시작된다. 설계품질이 정해지고 시험제조가 끝나면 출하품질을 정해야 하는데, 이것은 제조공정을 거쳐 나가는 과정에서 정해진다. 즉 품질관리는 표준과 규격의 설정을 전제로 투입자재·생산품·공정 등을 통하여 소비자가 요구하는 품질의 제품을 생산하기 위해 사람과 설비를 관리하는 것이다.

사람관리는 품질표준에 따른 운전방법을 지도·훈련하여 그 수행의 양부(良否)를 생산품의 품질이나 공정조건의 기록으로 확인하고, 불량품이나 불합격품의 원인을 밝혀내는 것이다. 초기 품질관리는 전제품에 대하여 치수·중량·부피 및 재료의 화학적 성분 등을 측정하여 사전에 행해진 품질표준과 비교하여 적부(適否)를 판정하였으므로 과학성이 낮았으며, 전품검사를 하는 비용면에서도 부담이 컸다. 이에 근대적 품질관리로서의 통계적 품질관리(statistical quality control, SQC)가 대두되었다. 그러나 현재는 품질수준의 유지·향상을 위한 통계적 품질관리만으로는 부족하여 사회적 품질을 포함하는 종합적 품질관리(total quality control, TQC)가 요구되고 있다. 이는 경영자의 자세, 종업원의 마음가짐 등도 품질에 영향을 주는 요인이 되므로 회사 전체가 품질관리에 관심을 기울이고 이를 실행해야 한다는 것이다. 기업은 이러한 중요성을 인식하여 기업 전체적 관점에서 품질관리를 한다.

2 품질관리 특성

　우리는 재화와 서비스를 생산하고 그것을 소비함으로써 삶을 영위하고 있다. 생산되는 재화와 서비스는 소비자가 그것을 소비함에 있어서 마땅히 그 용도에 적합해야 함은 물론이다. 생산된 자동차는 운전자가 불편 없이 운전할 수 있어야 하며, 병원을 찾는 소비자는 쾌적한 기분으로 적합한 의료서비스를 받기를 기대한다.

　상인으로서는, 그가 구매한 물건이 표지가 제대로 붙어있고 운반저장 중에 손상되지 않았어야 하며 취급하거나 전시하기에 용이해야만 할 것이다. 이처럼, 최종소비자뿐만 아니라 생산에 종사하는 사람이든, 상업에 종사하는 사람이든 간에 그가 구매한 재화나 서비스가 그의 용도에 적합해야만 할 것이다. 「용도에의 적합성(fitness for use)」을 품질(品質, quality)이라고 한다.

실제적으로는 어떤 측정 가능한 변수에 의하여 품질을 측정하거나 표현해야 할 것이다. 예를 들자면, 병원에서 「의료서비스의 품질이 불량하다」고 말하는 것보다는 구체적으로 「입원 중인 환자가 긴급히 간호원을 불렀을 때 30분이 지나서야 왔다」라고 말하는 것이 실제적이다. 이 경우에는 고객의 대기시간이라는 변수를 이용하여 품질을 표현한 것이다. 품질을 나타내는 변수는 경우에 따라 다르겠으나, 대개 다음과 같은 것들이 이용된다. 이런 변수들을 품질특성(品質特性, quality characteristic)이라고 한다.

① 구조적인 것(structural) : 길이, 무게, 점성도, 강도 등
② 감각적인 것(sensory) : 맛, 아름다움 등
③ 시간적인 것(time-oriented) : 고장 나지 않고 쓸 수 있는 시간, 고객의 대기시간 등
④ 윤리적인 것(ethical) : 정직, 공손함 등

품질을 나타내는 변수, 즉 품질특성을 관리하는 것이 작업자와 경영자가 해야 할 일이다. 어떻게 품질특성을 관리하는가? 어떤 규격(規格, specification)을 설정함으로써 이다. 예를 들어 어떤 기계에 사용되는 A형 샤프트(軸, shaft)의 지름이 15mm여야 한다고 하자. 항상 정확히 15mm가 되도록 작업한다면 좋겠지만, 실제로는 여러 가지의 이유로 어느 정도 더 작거나 더 크게 만들어지게 된다. 그래서 0.1mm의 편차를 허용하기로 한다면 15±0.1mm의 규격을 정하게 되며, 이 규격 내에 들어오면 그 제품의 품질은 양호하다고 평가된다.

Ⅱ 품질확보와 품질검사법

1 한약의 품질확보

한약은 제조되어서 환자에게 교부되어 복용 또는 적용되기까지에 많은 사람의 손을 경유하게 된다. 일반적으로 한약은 복잡한 유통경로를 지니고 있지만 대단히 간단하게 모식적으로 나타내면 다음과 같다.

제약회사 ⇨ 판매업자 ⇨ 의료기관 약국 ⇨ 환자

이들의 각 단계에서 그 단계의 특수성을 고려하여 각종 품질관리를 행하지 않으면 안 된다. 의약품의 제조에서 판매업자에까지의 수송, 보관 및 이곳으로부터 의료기관, 약국 등 중간소비자로의 배달 단계에서 의약품 품질관리기준에 대해서는 KGMP(Korean Good Manufacturing Practice, 우수의약품제조기준), 또는 KGSP(Korean Good Supplying Practice, 약품의 유통과정에 있어서 품질의 보전과 기술정보의 정확한 보급에 관한 기준)에 의해서 각각 의약품의 취급 책임이 규정되어 지고 있다.

1969년 WHO(World Health Organization)이 의약품의 품질관리에 관한 국제적 규칙을 작성하여 소위 GMP라 칭하고 있기 때문에 GMP는 의약품의 품질에 관계하는 것을 결정하는 이외에 이 규칙을 준수하지 않는 공장에서 제조된 의약품에 대해서는 무역·취급을 하지 못하게 하고 있다. 즉 국제무역에 있어서 이 규칙에 적합하다고 하는 증명이 필요한 것을 각국에 권고하기 시작하여 우리나라에서도 1984년도부터 KGMP제도를 도입하여 운영하고 있다.

GMP(Good Manufacturing Practice, 우수의약품제조관리지침)라 함은 품질이 보증된 우수의약품을 제조하기 위한 기준으로서 제조업소의 구조설비를 비롯하여 원료의 구입으로부터 제조, 포장, 출하에 이르기까지의 전 공정에 걸쳐 제조와 품질의 관리에 관한 조직적이고 체계적인 규정을 말하며 식품의약품안전청 예규 등으로 고시하고 있다.

이 규정의 목적은 의약품의 제조 및 품질관리에 관한 규범을 정하여 이를 이행하도록 권장하면서 품질이 보장된 우수의약품을 제조 공급하여 국민보건향상에 기여하는데 있다. 이 제도를 적용하는 범위는 인체에 직접 적용하는 완제의약품의 제조업소 및 소분업소가 해당된다.

GMP는 내용에 있어서 국가별로 약간의 차이가 있기는 하지만 우수의약품을 생산하려는 기본정신은 같기 때문에 국제적으로 동일기준이라고 보는 것이 타당하며, 그 정신을 다음의 세 가지로 표현할 수 있다.

① 인위적 착오(혼동)를 최소로 한다.
② 오염(세균, 교차, 이물)과 품질변화를 방지한다.
③ 품질을 보증(Quality Assurance, Q.A)하는 시스템을 설계한다.

GMP의 조직은 서로 독립된 제조관리 부서와 품질관리 부서를 두고 각각 책임자를 두고 운영하며 이 경우 겸직을 하지 못하도록 하고 있다. 즉, 제조관리 부서는 제조공정관리, 제조위생관리 및 보건관리의 업무를 수행하도록 하고, 품질관리 부서는 원료, 자재, 반제품 및 완제품의 품질관리를 행하여 의약품의 품질을 보장할 수 있도록 함으로써 국민보건향상에 기여하도록 하고 있다.

우수한 품질의 의약품을 생산 공급하는 일은 생활수준의 향상, 과학기술의 진보, 건강에 대한 의식고양 등에 의해서 더욱 강하게 요청되고 있는 실정인 바, 복잡한 여러 단계의 공정을 거쳐 제조되는 의약품을 최종제품에 대한 한정된 검체와 시험만으로 품질보증(Q. A. : Quality Assurance)이 이루어지지 아니한다.

의약품은 원재료에서부터 출하까지의 모든 단계를 조직적이고 체계적으로 관리함으로써 비로소 품질이 확보되는 것이며, 이것이 달성되도록 규정한 것이 GMP이다. 따라서, 의약품이 지닌 본래의 품질을 그대로 최종소비자에게 도달되도록 하는데 있어 GMP는 다음과 같은 점에서 특히 필요한 기준인 것이다.

① 불량의약품으로 인한 치명적인 약화(藥禍)를 최대한 방지한다.
② 소비자는 제품의 불량 여부를 사전에 가릴 수가 없으므로 제조업자가 품질을 확보하도록 한다.
③ 제조단위의 균질성을 유지함으로써 검체가 해당 제조단위 전체를 대표할 수 있도록 한다.
④ 의약품 취급자에 대한 교육·훈련을 통해서 품질을 향상시킨다.

2 품질검사법

초기 품질관리는 전제품에 대하여 치수·중량·부피 및 재료의 화학적 성분 등을 측정하여 사전에 행해진 품질표준과 비교하여 적부(適否)를 판정하였으므로 과학성이 낮았으며, 전품검사를 하는 비용면에서도 부담이 컸다. 이에 1926년 벨전화연구소 W.A. 슈하트가 품질에 관한 측정치를 시계열적으로 상한과 하한의 관리한계선으로 나타내어 불량원인을 발견하는 관리도를 발명하는 등 통계학을 품질관리에 응용하려는 시도가 이루어져, 근대적 품질관리로서의 통계적 품질관리(statistical quality control, SQC)가 대두되었다.

따라서 품질검사법은 전수검사와 발췌검사(Sampling)의 두 가지 방법으로 나눌 수 있으며 이는 통계적인 방법에 접근하여야 한다.

(1) 전수검사

오랜 세월동안 품질관리라는 것은 이미 만들어진 제품들에 대하여 그 합격여부를 결정하는 것에 직접 관련되어 있었다. 합격여부의 결정은 모든 제품을 다 검사함으로써 이루어졌는데 이를 전수검사(全數檢査, 100% inspection)라고 한다. 예를 들어 S대학의 구내식당에서는 롯데식품(주)으로부터 스테이크를 납품받고 있는데, 100개들이 한 상자씩 납품된다고 하자. 납품받아서 모든 스테이크에 대하여 그 신선도, 무게 등을 검사하여 인수한다고 하면 전수검사를 하는 셈이다.

그런데 전수검사의 문제점은 검사원도 사람이므로 실수가 없을 수 없다는 것이다. 같은 것을 계속 보다보면 시력이 점차적으로 저하될 수 있으며, 집중력도 떨어지게 되고, 피로하게 됨에 따라 판단력이 떨어지게 된다. 뿐만 아니라 대부분의 경우 전수검사에는 감당하기 어려운 막대한 시간과 비용이 소모되기 마련이다.

(2) 발췌검사(Sampling Test)

발췌검사는 lot로부터 일정한 크기의 시료를 발췌해서 시험하여 그 결과를 판단의 기준에 비추어 그 lot의 합격, 불합격을 판정하는 방법을 말한다.

Lot라 함은 검사의 대상으로 되는 한 묶음의 물품집단을 말하고 lot의 크기는 N으로 표시한다. 시료는 lot으로부터 무작위로 발췌하고 그 크기를 N으로서 나타난다. 그리하여 로트로부터 표본들을 채집한다는 아이디어가 나오게 된다. 이것이 샘플링검사(Acceptance sampling plans)인데 다음과 같이 진행된다.

① 하나의 로트에서 골라내는 표본의 크기(n)를 얼마로 할 것인가를 결정한다.
② 표본에서 찾은 불량품의 개수가 합격판정개수(c)보다 같거나 적으면 그 로트 전체를 합격으로 처리하여 구매자가 인수한다.

③ 표본에서 찾은 불량품의 개수가 합격판정개수(c)보다 많으면 그 로트 전체를 불합격으로 처리하여 생산자에게 반납한다. 샘플링검사에서 표본의 크기(n)와 합격판정개수(c)의 결정은 생산자와 구매자가 사전에 서로 협의하여 결정함은 물론이다.

예를 들어, 전술한 스테이크 납품의 경우에 상자에서 다섯 개씩(n=5) 임의로 선정하여 조사한 후 불량품(x)이 0개(c=0)이하이면 그 상자 채 인수하기로 한다고 하자. 만일 표본에서 불량품이 1개 이상 발견되면 그 상자 채로 생산자인 롯데식품에 돌려보낸다.

샘플링검사는 품질관리의 중요한 기법으로 널리 이용되고 있다. 다만, 샘플링검사는 이미 만들어진 후에 판정하는 것이므로 간접적인 품질개선의 효과가 있다고 하겠다. 이에 반해 관리도는 공정이 진행되는 중에 품질특성을 관리하는 것이므로 불량품을 사전에 예방하는 효과를 나타내게 된다.

● 발췌검사를 필요로 하는 경우

① 파괴검사를 수반하는 경우 : 주사제의 발열성물질시험, 무균시험, 정제의 붕해도, 마손도, 경도 등 시료를 파괴해서 검사를 행하는 것. 일반 예로 전구의 수명시험 등이 여기에 해당된다.
② 다수·다량의 경우 : 제제원료의 시험, 공 ample의 시험 등 양이 많은 경우 또는 개수가 많은 경우, 정제와 같이 연속 생산되는 경우의 검사가 여기에 해당된다.

● 발췌시험편이 바람직한 경우

① 검사항목이 많은 경우 : 검사항목이 10개 이상 있으면 도저히 전수(全數)검사는 시간적으로 처리할 수 없는 경우가 있다. 그래서 가급적 검사의 오차를 적게 하여 소기의 목적을 달성하기 위해서는 발췌검사를 하는 편이 유리하다.

② 불완전한 전수검사에 비해서 신뢰성이 높은 결과가 얻어지는 경우
③ 생산자에게 품질향상을 환기시키고 싶은 경우 : 발췌검사의 결과를 살려서 생산자가 통계적 수법의 뒷받침에 의해서 제품의 품질을 향상시키고 품질에 책임을 질 수 있도록 주의를 환기한다.
④ 검사비용을 적게 하고 싶은 경우 : 전수검사는 수고와 시간이 걸린다. 그 경제적 부담을 합리적으로 적게 하고 싶은 경우나 전수검사를 행하는 경우로서는 전수검사가 간이하게 되는 경우 한 개 한 개가 양품일 것이 강하게 요구되는 경우를 들 수 있다. 정제의 외관검사, 주사제의 이물검사 등이 여기에 해당된다.

부록 I
한약재 안전 및 품질관리 규정

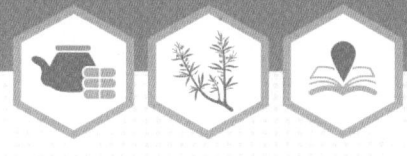

부록 I 한약재 안전 및 품질관리 규정

부록 I
한약재 안전 및 품질관리 규정

식품의약품안전처 고시 제2013-7호(2013. 4. 5, 제정)
식품의약품안전처 고시 제2013-220호(2013. 9. 16, 개정)
식품의약품안전처 고시 제2014-167호(2014. 9. 29, 개정)

제1장 총 칙

제1조(목적) 이 규정은 「약사법」 제31조제9항, 제47조 및 제56조, 「의약품 등의 안전에 관한 규칙」 제62조 제5호 및 제8호, 제69조 제1항 및 제5항에 따라 한약 또는 한약제제를 제조하기 위한 규격품 대상한약의 범위·규격 및 표시기재 요령 등 한약재의 유통관리에 관한 사항을 정함으로써 한약재의 유통질서 확립에 기여함을 목적으로 한다.

제2조(정의) 이 규정에서 사용하는 용어의 정의는 다음 각호와 같다.
1. "한약재"라 함은 「약사법」 제2조제5호 또는 제6호에 따른 "한약" 또는 "한약제제"를 제조하기 위하여 사용되는 원료약재를 말한다.
2. "규격품"이라 함은 한약재의 제조 및 품질관리기준·포장방법·표시사항 등의 기준에 적합한 한약재를 말한다.

제3조(적용범위) 이 규정은 다음 각호의 1에 해당하는 한약재에 대하여 적용한다.
1. 「약사법」 제31조, 「의약품 등의 안전에 관한 규칙」 제4조 및 제5조에 따라

제조판매품목허가를 받거나 신고를 한 한약재

2. 「약사법」제42조, 「의약품 등의 안전에 관한 규칙」제57조 제4호 또는 제5호에 따라 수입하는 한약재

3. 「남북교류협력에 관한 법률」제13조 및 같은 법 시행령 제25조에 따라 반입되는 북한산 한약재

4. 「인삼산업법」에 따라 제조되고 검사를 거쳐 판매되는 같은 법 제2조에 따른 홍삼 및 백삼(수입된 것은 제외한다, 이하 "홍삼 및 백삼"이라 한다) 중 한약재로 판매되는 것

제 2 장 규격품 관리

제4조(규격품대상한약) ① 「의약품 등의 안전에 관한 규칙」제62조 제5호의 규정에 따라 대한민국약전 또는 대한민국약전외한약(생약)규격집에 규정되어 있는 한약을 규격품대상한약으로 한다.

② 제1항의 규정에 의한 규격품은 제5조에서 제10조까지 규정에 적합하여야 한다. 다만, 제3조제4호에 따른 홍삼 및 백삼의 경우에는 「인삼산업법」에 따라 제조되고 검사를 거쳐 한약재로 판매된 경우 규격품으로 본다.

제5조(규격품의 기준) 규격품은 대한민국약전 및 대한민국약전외한약(생약)규격집의 기준에 적합하여야 한다.

제6조(포장방법 등) ① 규격품의 포장단위는 허가받은 사항에 따른다. 다만 소비자보호 또는 유통체계 확립을 위해 필요한 경우에는 제조업자 단체에서 포장단위를 정하여 운용할 수 있다.

② 규격품은 따로 규정한 경우를 제외하고는 밀폐 포장하여야 한다.

③ 규격품은 한약재의 종류 또는 특성과 규격기준 등을 고려하여 정상적인

유통 및 보관상태에서 사용기한 내에 그 품질이 보존될 수 있도록 포장하여야 하며, 습기나 충해 등 변질·변패를 방지할 수 있도록 진공으로 하거나 적당한 제습제, 산소제거제 등 보존제를 넣어 포장할 수 있다. 다만, 보존제는 그 한약재의 물리적·화학적 성질에 영향을 미치지 말아야 하며 따로 분리 포장하는 등 한약재와 직접 섞이지 않도록 하여야 한다.

제7조(용기 또는 포장의 기재사항) ① 한약규격품의 용기나 포장에는 다음 각호의 사항을 기재하여야 한다.

1. 제조업자의 상호·주소·전화번호(위탁 제조하는 경우 수탁업소명 병기)
2. 제품명(필요시 학명·종속명 병기, 수치한 경우 그 내용 추가표기)
3. 제조번호와 사용기한
4. 중량(그람 또는 킬로 그람) 또는 용량이나 개수
5. 용법·용량 및 사용상 주의사항 : 처방 등에 의해 적의사용으로 표기할 수 있다.
6. 성상(필요한 경우 절단생약, 가루생약 등으로 표기하거나 생략할 수 있다)
7. 효능·효과 : 조제용 또는 제제용으로 표기할 수 있다.
8. 저장방법
9. "규격품"이라는 문자
10. 원산지명(국가명, 국산의 경우 생산지역명 병기)
11. 검사기관 및 검사연월일
12. 별표1의 독성주의한약재인 경우 "독성주의한약재"라는 문자

②「의약품 등의 안전에 관한 규칙」별표2의 한약재 제조 및 품질관리 기준에 적합하다는 판정을 받은 후 제조된 규격품의 용기나 포장에는 별표2에 따라 적합인정 표시를 할 수 있다.

③ 제1항 및 제2항의 규정에 불구하고「약사법」제56조 단서 및「의약품 등의 안전에 관한 규칙」제69조 제4항에 따라 의약품등 제조업소에서만 사용

할 목적으로 제조된 규격품의 용기나 포장에는 제1항제1호·제2호·제3호 및 제8호의 기재사항 외의 기재사항을 생략할 수 있다.

제8조(외부포장의 기재사항) 「약사법」제57조에 따라 규격품의 직접의 용기 또는 직접의 포장에 기재된 제7조 제1항부터 제3항까지의 사항이 외부의 용기나 포장에 의하여 보이지 아니할 경우에는 그 외부의 용기나 포장에도 같은 사항을 기재하여야 한다.

제9조(첨부문서의 기재사항) ① 「약사법」제58조 및 「의약품 등의 안전에 관한 규칙」제70조 제1항에 따라 규격품에 첨부하는 문서에는 다음 각 호의 사항을 기재하여야 한다.

1. 제7조 제1항 각호중 제3호, 제10호 외의 사항
2. 사용기한이 경과되었거나 위·변조, 변질·변패·오염 또는 손상된 제품은 바꾸어 준다는 내용과 교환방법

② 제1항의 규정에 의한 문서를 따로 첨부하지 아니하는 규격품의 용기나 포장에는 제1항 제2호의 사항을 추가하여 기재하여야 한다.

제10조(기재상의 주의사항) ① 「약사법」제59조에 따라 규격품의 용기나 포장 또는 첨부문서에 기재하는 사항은 다른 문자·기사·그림 또는 도안보다 쉽게 볼 수 있는 부분에 적어야 하며, 또한 그 사항은 「의약품 등의 안전에 관한 규칙」제71조에 따라 다음 각 호와 같이 읽기 쉽고 이해하기 쉬운 용어로 정확히 기재하여야 한다.

1. 제조업자 또는 수입자의 소재지(법인인 경우에는 그 주된 사무소의 소재지)는 시·도명만을 기재할 수 있되, 용기 또는 포장이나 첨부문서 중 어느 하나에는 그 주소를 명기할 것
2. 중량 또는 용량은 용기나 포장자체의 무게가 포함되지 아니한 양을 기재할 것
3. 제품의 특징은 허가된 범위 안에서 충분히 객관성이 있는 내용만을 기

재할 것

4. 사용상의 주의사항은 알아보기 쉽도록 명확하게 기재할 것
5. 예외적인 자료 등을 일반적 사실인 것처럼 표현하지 아니할 것
6. "독성주의한약재"라는 문자는 붉은색으로 눈에 띄게 명확히 기재할 것

② 「의약품 등의 안전에 관한 규칙」 제77조의 규정에 의하여 기재사항은 한글로 기재하되, 한글과 같은 크기의 한자 또는 외국어를 함께 기재할 수 있다. 다만, 수출용 규격품의 경우에는 그 수출대상국의 언어로 기재할 수 있다.

제11조(규격품 유통질서확립 등을 위한 준수사항) ① 의약품도매상·약국개설자 및 한약업사는 규격품이 아닌 것을 판매하거나 판매의 목적으로 저장·진열하여서는 아니된다.

② 한약판매업자나 그 종사자는 한약재에 포자 등 화학적 변화를 가하거나 2가지 이상의 한약재를 혼합하여 포장하여서는 아니 된다. 다만, 한약조제약사, 한약사 또는 한약업사가 보건복지부장관이 정한 규정에 의해 한약을 조제 또는 혼합 판매할 경우에는 그러하지 아니하다.

③ 한약재를 수입한 수입자는 당해 품목의 제조품목허가를 받은 의약품제조업자외의 자에게 이를 판매하거나 유통시켜서는 아니 된다.

제3장 보칙

제12조(북한산 한약재에 대한 준용) 제3조 제3항의 규정에 의한 북한산 한약재로서 「의약품 등의 안전에 관한 규칙」 제62조 제5호의 규정에 의한 규격품 대상한약에 해당하는 한약재의 경우에는 제5조 내지 제11조의 규정에 적합하여야 한다.

제13조(검토기한) 「훈령·예규 등의 발령 및 관리에 관한 규정」(대통령훈령 제248호)에 따라 이 고시 발령 후의 법령이나 현실여건의 변화 등을 검토하여 이 고시의 폐지, 개정 등의 조치를 하여야 하는 기한은 2016년 4월 4일까지로 한다.

부 칙 (제2013-7호, 2013. 4. 5)

제1조(시행일) 이 고시는 고시한 날부터 시행한다.

제2조(한약재 제조 및 품질관리기준 적합인정표시 등에 관한 적용례) 별표2의 규정에도 불구하고 종전 「한약재 수급 및 유통관리 규정」(보건복지부 고시, 제2012-160호, 2012.12.17) 별표4에 따른 한약재 제조 및 품질관리기준 적합인정표시는 종전의 규정에 따라 2014.12.31.까지 사용할 수 있다.

부 칙 (제2013-220호, 2013. 9. 16)

제1조(시행일) 이 고시는 고시한 날부터 시행한다.

제2조(「인삼산업법」에 따른 국산 인삼류에 대한 유효기간) 제3조제4호 및 제4조제2항의 단서 규정은 약사법 일부개정 법률안(의안-제987호, 의안-제2837호 및 관련 대안)에 대한 국회의 개정여부 심사결과가 있을 때까지 효력을 가지며, 심사결과에 따라 후속조치가 필요한 경우 후속조치 종료 시까지 효력을 가진다. 다만, 국회 법안심의를 위한 동 조항의 유효기간은 2015년 9월 30일 이내로 한한다.

2014. 9. 29. 개정 전 부칙 제2조 (제2013-220호, 2013. 9. 16)

제2조(「인삼산업법」에 따른 국산 인삼류에 대한 유효기간) 제3조제4호 및 제4조제2항의 단서 개정규정은 2014년 9월 30일까지 효력을 가진다.

부 칙 (제2014-167호, 2014. 9. 29)

이 고시는 고시한 날부터 시행한다.

> 별표 1

독성주의한약재(제7조 관련)

- **21개 품목**
  - 감수, 경분, 낭독, 밀타승, 반묘, 반하, 백부자, 보두, 부자, 섬수, 속수자, 수은, 아마인, 연단, 웅황, 주사, 천남성, 천오, 초오, 파두, 호미카

별표 2

한약재 제조 및 품질관리기준 적합인정표시 기준(제7조 관련)

1 적합인정 표시 도안

 도안

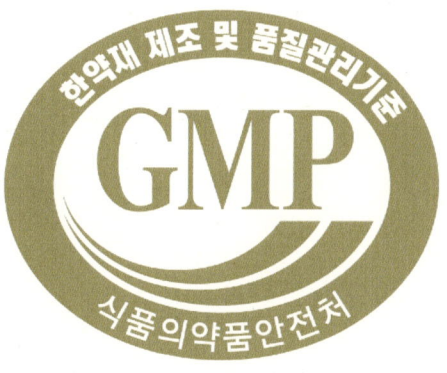

2 크기 비율 : 가로 * 세로 = 1 * 0.83

2 표시 방법 및 기준

- 적합인정 표시는 업소의 특성과 포장 재질 등에 적합하게 다양한 색상과 크기(비율은 동일하여야 함)를 적용하여 사용할 수 있되, 표시 디자인을 변경해서는 아니된다.

부록 2
한약재 제조 및 품질관리기준

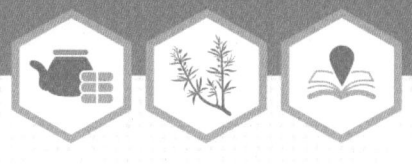

부록2
한약재 제조 및 품질관리기준

(제4조제1항제6호바목, 제48조제5호바목 및 같은 조 제9호 관련)

1 용어의 정의

이 기준에서 사용하는 용어의 뜻은 다음과 같다.

가. "제조"란 포장 및 표시작업을 포함하여 한약재를 생산하기 위하여 하는 모든 작업을 말한다.

나. "원료한약재"란 동물, 식물 또는 광물에서 채취된 것으로서 한약재의 원료로 사용하기 위한 세척·선별·절단 등 가공을 하지 않은 상태의 것을 말한다.

다. "원료약품"이란 완제품의 제조에 사용되는 물질(자재는 제외한다)을 말하며, 완제품에 남아 있지 않은 물질을 포함한다.

라. "자재"란 포장과 표시작업에 사용되는 용기, 표시재료, 첨부 문서, 포장재료 등을 말한다.

마. "반제품"이란 제조공정 단계에 있는 것으로서 필요한 제조공정을 더 거쳐야 완제품이 되는 것을 말한다.

바. "완제품"이란 한약재 제조에서 모든 제조공정이 완료된 것을 말한다.

사. "관리번호"란 제조단위를 부여할 수 없는 자재 등을 관리하기 위하여 부여한 번호로서 숫자·문자 또는 이들을 조합한 것을 말한다.

아. "제조단위" 또는 "로트"란 동일한 제조공정으로 제조되어 일정수준의 균질성을 가지는 한약재의 일정한 분량을 말한다.

자. "제조번호" 또는 "로트번호"란 일정한 제조단위분에 대하여 제조관리 및 출하에 관한 모든 사항을 확인할 수 있도록 표시된 번호로서 숫자·문자 또는 이들을 조합한 것을 말한다.

차. "중요공정" 또는 "중요 기계·설비"란 제품의 품질에 영향을 미치는 공정 또는 기계·설비를 말한다.

카. "수율"이란 이론 생산량에 대한 실생산량의 백분율을 말한다.

타. "이론 생산량"이란 원료약품의 투입량으로부터 이론적으로 계산된 반제품 또는 완제품의 양을 말한다.

파. "실생산량"이란 제조공정에서 실제로 얻은 양을 말한다.

하. "일탈"이란 제조 또는 품질관리 과정에서 미리 정해진 기준을 벗어나 이루어진 행위를 말한다.

거. "기준일탈"이란 시험의 결과가 미리 정해진 시험기준을 벗어난 경우를 말한다.

너. "교정"이란 계측기, 시험기기 또는 기록계가 나타내는 값과 표준기기의 참값을 비교하여 오차가 허용범위 안에 있음을 확인하고, 허용오차범위를 벗어나는 경우 허용범위 안에 들도록 조정하는 것을 말한다.

2 시설 및 환경의 관리

2.1 시설관리

한약재 제조소는 「의약품 등의 제조업 및 수입자의 시설기준령」에서 정한 시설기준에 맞도록 필요시설을 갖추어야 하며, 다음 각 목에 따라 정기적으로 점검하여 한약재의 제조 및 품질관리에 지장이 없도록 유지·관리하고 해당 내용을 기록하여야 한다.

가. 작업소의 기계·설비는 제조공정 흐름에 따라 배치할 것

나. 시험에 사용되는 중요 기계·설비 및 계측기에 대하여 정기적으로 교정할 것

다. 완제품 포장을 위한 작업실은 선별, 이물제거를 포함한 세척, 건조, 절단 및 포제를 위한 작업실과 분리할 것

라. 이물제거, 건조, 절단, 세척 등을 위한 적절한 기계 또는 설비를 갖출 것(해당 공정이 있는 경우에 한정한다)

마. 필요한 경우 금속을 검출할 수 있는 금속감지기를 설치할 것

바. 원료약품과 완제품을 필요한 보관조건에 따라 보관할 수 있는 시설을 갖출 것

사. 보관소는 환기(통풍)가 잘되고 직사광선을 차단할 수 있을 것

아. 쥐, 해충, 먼지 등을 막을 수 있는 시설을 갖출 것

한약저장학

2.2 자동화장치 등의 관리

가. 제조 및 품질관리에 자동화장치 등(컴퓨터나 관련 시스템을 포함한다. 이하 같다)을 사용할 경우에는 계획을 수립하여 정기적으로 교정 및 성능점검을 하고 기록할 것

나. 자동화장치 등의 기록 변경은 권한이 있는 사람만 할 수 있도록 하고 적절하게 관리할 것

다. 자동화장치 등에 의한 모든 기록은 별도로 저장·보관하여야 하고, 이 경우 출력물이나 테이프 및 마이크로필름 등과 같은 대체 시스템을 이용하여 별도로 보관된 자료가 유실되지 않도록 관리할 것

2.3 환경관리

제조조건과 보관조건에 적정한 온도 및 습도가 유지되도록 정기적으로 점검할 것

3 조직

3.1 조직의 구성

가. 제조소에 제조부서 및 품질부서를 총괄하는 제조관리자(「약사법」 제36조제3항에 따른 제조관리자를 말한다. 이하 같다)를 두어야 하며,

이 기준에 대한 충분한 지식과 한약재에 대에 대한 전문지식을 가지고 있고 한약재를 감별할 수 있어야 한다.

나. 제조소에 서로 독립된 제조부서와 품질부서를 두고 이 기준에 대한 충분한 지식을 가지고 있는 책임자를 각각 두어야 하며, 이 경우 책임자는 겸직해서는 안 된다.

다. 제조소에는 제조관리 및 품질관리 업무를 수행할 수 있는 적절한 인원을 배치하여야 하며, 그 작업원은 이 기준 및 담당 업무에 관한 교육·훈련을 받은 사람이어야 한다.

3.2 제조부서 책임자

제조부서 책임자는 제조공정관리, 제조위생관리 및 보관관리를 담당하는 부서의 책임자로서 다음 각 목의 사항을 이행하여야 한다.

가. 제조관리를 적절히 하기 위하여 제품표준서 및 제조·위생 관련 기준서에 성명을 적고 서명하여 승인을 받아 갖추어 두고 운영하여야 한다.

나. 제4.1호타목의 제조지시서에 따라 작업을 지시하고 제조지시서에 따라 제조되는지를 점검·확인하여야 하며, 한약재에 일탈이 있는 경우에는 이를 조사하고 기록하여야 한다.

다. 제조위생관리 및 보관관리가 규정대로 되고 있는지를 점검·확인하여야 한다.

3.3 품질부서 책임자

품질부서 책임자는 원료약품, 자재, 반제품 및 완제품의 품질관리를 담당하는 부서의 책임자로서 다음 각 목의 사항을 이행하여야 한다.

가. 품질관리를 적절히 하기 위하여 제품표준서 및 품질 관련 기준서에 성명을 적고 서명하여 승인을 받아 갖추어 두고 운영하여야 한다.

나. 제4.2호파목의 시험지시서에 따라 시험을 지시하고 시험지시서에 따라 시험이 진행되는지를 점검·확인하여야 하며, 한약재에 일탈 및 기준일탈이 있는 경우에는 이를 조사하고 기록하여야 한다.

다. 품질에 관련된 모든 문서와 절차를 검토하고 승인하여야 한다.

라. 제6.1호가목 및 제7.1호가목의 시험성적서 및 제조단위별 제조기록서의 내용을 검토하고 제품의 출하를 승인하여야 한다.

마. 시험결과에 따라 원료약품 및 자재의 사용 여부, 제조공정의 진행 여부 또는 제품의 출하 여부를 결정하고 그 결과를 미리 정한 절차에 따라 관련 부서에 통지하여야 한다.

바. 부적합품이 규정된 절차대로 처리되고 있는지를 확인하여야 한다.

사. 제10호의 불만처리 및 제품회수에 관한 사항을 주관하여야 한다.

아. 제11호의 자율점검을 계획하고 추진하여야 한다.

자. 제조 또는 시험의 수탁자와 주요 원료약품 및 자재의 제조업자를 평가하여야 한다.

차. 원료약품, 자재 및 완제품의 보관조건을 지정해야 한다.

4 기준서

한약재의 제조관리와 품질관리를 적절히 이행하기 위하여 제4.1호부터 제4.2호까지의 규정에 따른 제품표준서, 제조·품질 관리기준서(필요한 세부사항을 문서화한 지침 또는 방법서를 포함한다)를 작성하여 갖추어 두어야 한다.

4.1 제품표준서

제품표준서는 품목마다 작성하며, 다음 각 목의 사항이 포함되어야 한다.

가. 제품명

나. 허가(신고) 연월일 및 허가(신고)사항 변경 연월일

다. 효능·효과, 용법·용량 및 사용상의 주의사항

라. 기원(사용 부위 및 성상)

마. 육안 또는 현미경 감별기준(사진자료 등 포함) 및 평가방법

바. 품질규격 및 위해물질 기준

사. 허가받은(신고한) 원료약품 및 그 분량, 제조단위당 기준량

아. 제조공정 흐름도, 상세한 공정별 제조방법 및 수율

자. 작업 중 주의할 사항

차. 제조관리 및 품질관리에 필요한 시설 및 기기

카. 사용기한

타. 다음 사항이 포함된 제조지시서

1) 제품표준서의 번호
2) 제품명
3) 제조번호, 제조 연월일 및 사용기한
4) 제조단위
5) 사용된 원료약품의 관리번호 및 시험번호, 허가받은 원료약품의 분량 및 제조단위당 기준량
6) 상세한 제조방법 및 작업 중 주의할 사항
7) 공정별 수율관리기준
8) 제조지시자 및 지시 연월일

파. 그 밖에 필요한 사항

4.2 제조·품질 관리기준서

제조·품질 관리기준서를 작성하여야 하며, 다음 각 목의 사항이 포함되어야 한다.

가. 제조공정관리에 관한 사항

나. 시설 및 기기 관리에 관한 사항

1) 정기적인 점검방법
2) 작업 중인 시설 및 기기의 표시방법
3) 고장 등 사고발생 시에 하여야 할 조치
4) 계측기의 규격설정 및 교정방법

다. 원료약품 관리에 관한 사항

1) 입하 시 품명, 규격, 수량 및 포장용기의 훼손 여부에 대한 확인방법과 훼손되었을 경우 그 처리방법

2) 보관장소 및 보관방법

3) 시험결과 부적합품에 대한 처리방법

4) 취급 시의 혼동 및 오염 방지대책

5) 출고 시 선입선출(先入先出) 및 중량 또는 용량이 측정된 용기의 표시사항

6) 재고관리

7) 원료한약재의 경우에는 다음의 사항이 포함되어야 한다.

　가) 원료한약재의 기원, 원산지, 재배 및 수집, 살충제 등의 관리사항

　나) 원료한약재의 관리단위에 관한 기준

　다) 토사 등의 이물, 곰팡이 등의 미생물 오염을 방지하기 위한 적절한 시설, 방법 및 해당 조건하에서의 저장에 대한 사항

　라) 충해를 방지하기 위하여 훈증제를 사용하는 경우 훈증제의 독성에 관한 사항과 훈증기록 보존에 관한 사항

8) 필요한 경우 자가 사용기준(품질보증방법을 포함한다)과 장기보관 시 품질 이상의 우려가 있는 경우 재시험방법

라. 자재 관리에 관한 사항

1) 입하 시 품명, 규격, 수량 및 포장의 훼손 여부에 대한 확인방법과 훼손되었을 경우 그 처리방법

2) 보관장소 및 보관방법

3) 시험결과 부적합품에 대한 처리방법

4) 불출방법과 사용하고 남아서 반납된 표시재료의 수량 확인방법

5) 표시기재사항의 변경 시 하여야 할 조치

6) 취급 시의 혼동 및 오염 방지대책

7) 재고관리

8) 필요한 경우 자가 사용기준(품질보증방법을 포함한다)과 장기보관 시 외부에 노출되는 등 품질 이상의 우려가 있는 경우 재시험방법

마. 완제품 관리에 관한 사항

  1) 입하·출하 시 승인판정의 확인방법

  2) 보관장소 및 보관방법

  3) 출하 시의 선입선출방법

바. 작업원의 건강관리 및 건강상태의 파악·조치방법

사. 작업원의 수세, 소독방법 등 위생에 관한 사항

아. 작업실 등의 청소(필요한 경우 소독을 포함한다. 이하 같다) 방법 및 청소주기

자. 작업실 등의 청소에 사용하는 약품 및 기구

차. 청소상태의 평가방법

카. 제조시설의 세척 및 평가

  1) 책임자 지정

  2) 세척 및 소독 계획

  3) 세척방법과 세척에 사용되는 약품 및 기구

  4) 제조시설의 분해 및 조립 방법

  5) 이전 작업 표시 제거방법

  6) 청소상태 유지방법

  7) 작업 전 청소상태 확인방법

타. 해충이나 쥐를 막는 방법 및 점검주기

파. 다음 사항이 포함된 시험지시서

  1) 품명, 제조번호 또는 관리번호, 제조연월일

  2) 시험지시번호, 지시자 및 지시연월일

  3) 시험항목 및 시험기준

하. 검체의 채취자, 채취량, 채취장소, 채취방법(그 특질을 고려한 검체채취방법) 및 채취 시 주의사항과 채취 시의 오염방지대책

거. 원료한약재를 장기간 보관하는 경우의 재시험검사 기준을 설정하는 사항

너. 원료한약재의 표본 및 완제품의 보관용 검체의 보관에 관한 사항

더. 시험결과를 관련 부서에 통지하는 방법

러. 시험시설 및 시험기구의 점검

머. 표준품 및 시약의 관리

버. 위탁시험 또는 위탁제조하는 경우 검체의 송부방법 및 시험결과의 판정방법

서. 그 밖에 제3.2호의 제조부서 책임자 및 제3.3호의 품질부서 책임자의 의무 이행에 관련된 세부기준 등 필요한 사항

5 문서

5.1 문서의 작성

가. 제4호의 기준서에 따른 지침과 방법서는 명확하게 문서화하여야 한다.

나. 모든 문서의 작성 및 개정·승인·배포·회수 또는 폐기 등 관리에 관한 사항이 포함된 문서관리규정을 작성하여야 한다.

다. 문서는 알아보기 쉽게 작성하여야 하며 작성된 문서에는 제조부서

책임자 또는 품질부서 책임자의 서명과 승인 연월일이 있어야 한다.

라. 문서의 작성자·검토자(또는 확인자) 및 승인자는 서명을 등록한 후 사용하여야 한다.

마. 모든 기록문서는 작업과 동시에 작성되어야 하며 지울 수 없는 잉크로 작성하여야 한다. 기록문서를 수정하는 경우에는 수정하려는 글자 또는 문장 위에 선을 그어 수정 전 내용을 알아볼 수 있도록 하고 수정된 문서에는 수정 사유, 수정 연월일 및 수정자의 서명이 있어야 한다.

바. 문서를 개정할 때는 개정 사유 및 개정 연월일 등을 적고 제조부서 책임자 또는 품질부서 책임자의 승인을 받아야 하며 정기적으로 점검하여 최근에 개정된 것인지를 확인하여야 한다. 개정 전의 것도 일정기간 보존하여야 한다.

5.2 문서의 관리

가. 모든 기록문서(전자기록을 포함한다)는 해당 제품의 사용기한 경과 후 1년간 보존하여야 한다. 다만, 별도로 규정하는 경우 그 사유와 보존기한을 명확하게 정하여야 한다.

나. 전자문서 시스템의 경우에는 허가된 사람만이 입력, 변경 또는 삭제할 수 있으며 자기테이프, 마이크로필름, 백업 등의 방법으로 기록의 훼손 또는 소실에 대비하고 필요시 판독 가능한 방법으로 출력하여야 한다.

6 품질관리

6.1 시험관리

가. 의뢰한 시험별로 다음의 사항이 포함된 시험성적서를 작성하여야 한다. 시험성적서는 시험의뢰서와 시험지시서를 통합하여 작성하거나 관리할 수 있다.

1) 품명, 제조번호 또는 관리번호, 제조 연월일
2) 시험번호
3) 접수, 시험 및 판정 연월일
4) 시험항목, 시험기준, 시험결과 및 항목별 적격·부적격 결과
5) 판정결과
6) 시험자의 성명, 판정자의 서명 및 중간 검토자의 서명

나. 원료약품, 자재, 반제품 및 완제품은 적합판정이 된 것만을 사용하거나 출하하여야 하며, 기준일탈 또는 편향이 있는 경우에는 그 사유를 조사한 후 처리하여야 한다.

다. 원료약품 및 자재의 품질이 계속적으로 균질하여 시험성적에 충분한 신뢰성이 보증되는 경우에는 절차와 기준을 문서로 정하여 입고될 때마다 필요 항목만 검사할 수 있다. 다만, 확인시험 및 육안검사는 반드시 하여야 하며, 정기적으로 모든 항목을 시험하여야 한다.

라. 시험기록(시험 근거자료를 포함한다)이 정확하고 설정된 기준에 맞다는 것을 확인하는 중간검토자를 두어야 한다.

마. 완제품의 출하승인을 위한 평가는 제조기록서와 완제품의 시험결과를

종합하여 판정하여야 한다.

바. 그래프, 계산식 등 시험에서 얻은 모든 기록(전자기록을 포함한다)은 보존하여야 한다.

사. 시험용 검체는 오염되거나 변질되지 않도록 채취하고, 채취한 후에는 원상태와 같이 포장하며, 검체가 채취되었음을 표시하여야 한다.

아. 시험기기, 계측기 및 기록계는 미리 정한 계획서에 따라 정기적으로 교정·기록하여야 한다.

자. 원료약품 및 완제품의 보관용 검체는 제조단위 또는 관리번호별로 채취하고, 보관용 검체 중 원료약품은 투입된 완제품의 마지막 제조단위, 완제품은 해당 제조단위의 사용기한 경과 후 1년간 보관하여야 한다.

차. 원료약품 및 완제품의 보관용 검체와 시판용 제품의 포장형태는 동일하여야 하며, 규정된 시험항목을 2회 이상 시험할 수 있는 양을 규정된 보관조건에서 보관하여야 한다. 다만, 시판용 제품이 대형 포장인 경우에는 대형 포장에 소량 검체를 보관하거나 대형 포장과 동일한 재질의 소형 포장에 보관할 수 있다.

카. 표준품 및 검체에 대한 관리상황을 기록하여야 한다.

타. 표시재료는 기재사항이 변경될 때마다 규정에 맞는지를 확인하고 변경된 표시재료를 보관하여야 한다.

파. 한약재와 접촉하는 포장재료는 한약재를 변질시키거나 인체에 유해한 재료가 아닌지를 확인한 후 사용하여야 한다.

하. 원료한약재는 형태학적·이화학적 품종관리와 표본관리를 하여야 하며 동일한 원료한약재로서 표본과 다른 경우 품종에 따른 성분의 차이, 재배 시의 유해물질 사용 여부 등 재배지 정보수집 등을 통하여 품질관리를 철저히 하여야 한다.

거. 원료약품 및 완제품 품질관리 시 시험항목과 오염물질의 특성에 따라 품질보증을 위한 합리적인 방법을 마련하여 일부 항목 또는 검사를 생략할 수 있다.

7 제조관리

7.1 제조공정관리

가. 제품의 제조단위마다 다음 사항이 포함된 제조기록서를 작성하여야 하되, 제조기록서는 제조지시서와 통합하여 작성할 수 있다.

1) 제품명
2) 제조번호, 제조 연월일 및 사용기한
3) 제조단위
4) 원료약품의 분량, 제조단위당 실 사용량 및 시험번호와 실사용량이 기준량과 다를 경우에는 그 사유 및 산출근거
5) 중요공정에서의 작업원의 성명, 확인자의 서명, 작업 연월일 및 작업시간
6) 사용한 표시재료의 시험번호 또는 관리번호와 견본
7) 특이사항(관찰사항 등)

나. 해당 작업에 종사하지 않는 사람의 작업소 출입을 제한하여야 한다.

다. 작업 전에 시설 및 기구의 청결상태를 확인하여야 한다.

라. 혼동이 우려되는 품목의 경우 작업 중인 작업실과 보관용기 및 기계

· 설비에는 제품명과 제조번호 등을 표시하여야 한다.

마. 원료한약재 관리번호

원료한약재의 기원, 산지, 채취시기 등이 동일하여 채취상의 균일성이 기대되는 각 납품단위별로 관리번호를 설정하는 것을 원칙으로 한다.

바. 완제품 제조단위

1개 이상의 관리단위의 원료약품을 가지고 동일한 제조공정을 거쳐 제조한 것을 하나의 제조단위로 한다.

사. 원료한약재의 세척

흙, 모래, 이물 등은 압축공기나 흐르는 물로 세척하되, 원료한약재에 따라 수용성 성분의 용해를 최소화하기 위해 세척시간은 최대한 단축한다.

아. 건조

1) 수분에 의한 가수분해, 효소에 의한 변질, 미생물의 오염, 충해 등이 발생하지 않도록 충분히 건조한다.
2) 건조 시에는 별도의 규정이 없으면 60℃ 이하에서 건조한다.
3) 열에 불안정하거나 휘발성분이 함유된 것은 저온에서 건조한다.

자. 세척용수 및 제조용수로는 상수(上水)를 사용한다.

7.2 포장공정관리

가. 다른 한약재나 다른 제조단위를 동시 또는 연속하여 포장할 경우에는 한약재 상호 간의 혼동과 자재 상호 간의 혼동이 일어나지 않도록 작업실을 구획하는 등 적절한 방안을 마련하여야 한다.

나. 혼동이 우려되는 품목의 경우 포장작업 중인 작업실, 포장라인 또는 기계·설비에는 제품명과 제조번호를 표시하여야 한다.

다. 포장작업을 시작하기 전에 이전 작업의 포장재료가 남아 있지 않은 지를 확인하여야 한다.

라. 표시재료는 인수량과 사용량을 관리하여야 하며, 그 명세를 제조기록서에 기록하여야 한다.

마. 포장작업이 끝나면 자재의 인수량과 사용량을 비교하여 차이가 있을 경우에는 원인을 조사하여야 하며, 사용하고 남은 자재는 입고·출고 내용을 기록하고 자재보관소로 반납하거나 폐기하여야 한다. 다만, 제조번호 등을 인쇄한 표시재료는 폐기하여야 한다.

바. 제품의 표시사항과 포장의 적합 여부를 확인·기록하여야 한다.

사. 포장작업이 완료된 완제품은 품질부서의 적합판정이 나올 때까지 다른 제품과 혼동되지 않도록 보관하여야 한다.

아. 한약재의 용기나 포장에 대하여 필요한 경우에는 기밀 또는 밀봉 등의 시험·검사를 하여야 한다.

자. 제조기록서에는 포장작업을 한 작업원의 성명과 확인자의 서명을 기재하여야 한다.

7.3 반품 및 재포장

가. 반품된 제품에 대하여는 품목명, 제조번호, 수량, 반품사유, 반품업소 및 반품일와 그 처리명세 및 처리일 등 반품에 관한 내용을 기록하여야 한다.

나. 유통과정에서 반품된 제품으로서 다음 사항을 모두 만족한 경우에는 재입고 또는 재포장할 수 있다.

   1) 적절한 조건에서 보관되었다는 것이 확인된 경우
   2) 직접용기가 파손되지 않은 경우
   3) 사용기한이 충분히 남아 있는 경우
   4) 시험·검사 결과 품질기준에 맞다는 것이 확인된 경우

다. 재입고 또는 재포장 작업은 품질부서 책임자의 승인이 있어야 하며, 재포장을 하는 경우에는 품목 및 제조번호에 따라 재포장을 지시하고 기록서에 의하여 작업하고 적합으로 판정된 후 입고하여야 한다.

라. 재포장한 제품에는 제조번호 등에 재포장한 것임을 나타내는 표시를 하여야 하며, 사용기한을 변경해서는 안 된다.

마. 재입고 또는 재포장할 수 없는 반품인 경우에는 따로 보관하고, 규정에 따라 신속하게 폐기하여야 한다.

8 제조위생관리

8.1 작업원의 위생

전염성 질환 등으로 인하여 한약재의 품질에 영향을 미칠 수 있는 작업원은 한약재와 직접 접촉하는 작업에 참여해서는 안 된다.

작업소의 위생관리

가. 오염과 혼동을 방지하기 위하여 정리정돈을 잘하고 청결을 유지할 수 있도록 청소하여야 한다.

나. 작업소 및 보관소에 음식물을 반입하거나 같은 장소에서 흡연을 하여서는 안 된다.

다. 해충이나 쥐를 막을 대책을 마련하고 정기적으로 점검·확인하여야 한다.

 제조설비의 세척

가. 제조설비의 세척에 사용하는 세제 또는 소독제는 잔류하거나 적용하는 표면에 이상을 초래하지 않는 것이어야 한다.

나. 세척한 제조설비는 다음 사용 시까지 오염되지 않도록 유지·관리하여야 한다.

다. 제조설비의 세척은 세척 작업원, 세척 작업일 및 세척에 사용된 약품 등을 기록한 세척기록과 그 기계·설비를 사용한 품목 등 사용기록을 날짜순으로 작성하여 갖추어 두어야 하되, 세척기록과 사용기록은 통합하여 작성할 수 있다.

9 원료약품, 자재 및 제품의 관리

9.1 입고관리

가. 반입된 원료약품 및 자재는 시험결과 적합판정이 날 때까지 격리·보관하여야 한다. 다만, 적합판정을 받은 원료약품 및 자재와 확실하게 구분할 수 있는 대책이 마련되어 있는 경우에는 그렇지 않다.

나. 반입된 원료약품 및 자재의 외관 및 표시사항을 확인하고 제조번호가 없는 경우에는 관리번호를 부여하여 겉포장의 먼지를 제거한 후 보관하여야 한다.

다. 원료약품 및 자재가 반입되면 제조단위 또는 관리번호별로 시험용 검체를 채취하고 시험 중임을 표시하며, 검체의 용기·포장에 검체명, 제조번호, 채취일, 채취자 등을 표시하여야 한다.

9.2 보관관리

가. 보관업무에 종사하지 않는 사람의 보관소 출입을 제한하여야 한다.

나. 원료약품, 자재, 완제품, 부적합품 및 반품된 제품은 각각 구획된 장소에 종류별로 보관하여야 한다. 다만, 원료약품, 자재 및 완제품이 혼동을 일으킬 우려가 없는 시스템에 의하여 보관되는 경우에는 그렇지 않다.

다. 원료약품, 자재 및 완제품은 제조번호 또는 관리번호별로 시험 전후를 표시하고 구분·보관하여야 한다. 다만, 자동관리 시스템인 경우에는 표시를 생략할 수 있다.

라. 원료약품, 자재 및 완제품은 바닥과 벽에 닿지 않도록 보관하고 선입선출에 의하여 출고할 수 있도록 정리·보관하여야 한다.

마. 시험결과 부적합으로 판정된 원료약품 및 자재는 부적합 표시를 하여 다른 원료약품 및 자재와 구별하고 신속하게 처리하여야 한다.

바. 원료약품, 자재, 반제품 및 완제품은 품질에 나쁜 영향을 미치지 않는 조건에서 보관하여야 한다.

사. 표시재료는 제품별, 종류별로 구분·보관하여야 하며 표시내용이 변경된 경우에는 이전의 자재와 섞이지 않도록 하기 위한 조치를 마련하여야 한다.

9.3 원료한약재의 보관관리

가. 원료한약재는 적합판정된 원료한약재와 구획하여 보관하여야 한다.

나. 보관소는 적절한 온도 및 습도가 유지되도록 정기적으로 점검·기록하여야 한다.

다. 쥐, 해충, 미생물 등으로부터 오염되지 않도록 관리하여야 한다.

라. 곰팡이의 증식과 충해를 방지하기 위하여 약제를 살포하거나 훈증하는 경우 약전(藥典)에 따르고, 약제살포 및 훈증 기록은 3년간 보존한다.

마. 되도록 기원, 산지, 채취시기 등을 표시하여 구분·관리하는 것을 원칙으로 한다.

바. 방향성 성분을 함유한 원료한약재는 성분이 날아가는 것을 방지하기

위하여 기체 투과를 방지할 수 있는 포장재를 사용하여 포장하고 저온에 보관한다.

사. 원료한약재는 통상 60℃ 이하에서 건조하며 정유를 함유하고 있는 원료한약재는 정유(精油)가 날아가는 것을 방지하기 위하여 저온에서 보관한다.

9.4 출고관리

가. 출고는 선입선출방식으로 하여야 하며, 그렇지 않은 경우에는 타당한 사유가 있어야 한다.

나. 원료약품 및 자재는 시험결과 적합으로 판정된 것만을 작업소로 보내야 한다.

다. 완제품은 품질부서 책임자가 출하승인한 것만을 출하하여야 하며 제품명, 제조번호, 출하일, 거래처 및 수량 등을 기록·관리하여야 한다.

10 불만처리 및 제품회수

가. 제품에 대한 불만을 효과적으로 처리하기 위하여 불만처리규정을 작성하고 불만처리위원회를 구성하여 운영하여야 한다.

나. 소비자로부터 불만을 접수한 경우에는 신속하게 불만내용을 조사하여 그 원인을 규명하고, 재발방지대책을 마련하며 소비자에게 적절한 조치를 하여야 한다.

다. 불만처리기록에는 다음 사항이 포함되어야 한다.

    1) 제품명 및 제조번호

    2) 불만제기자의 이름 및 연락처

    3) 불만 접수 연월일

    4) 불만내용

    5) 불만처리 결과 및 조치사항

라. 출하된 제품에 중대한 결함이 있는 경우에는 신속히 조치하고 그 기록을 보존하여야 하며, 재발방지대책을 수립하여 시행하여야 한다.

마. 회수품은 격리·보관하고 정해진 규정에 따라 조치하여야 한다.

11 자율점검

가. 계획을 수립하여 자체적으로 제조 및 품질관리가 이 기준에 맞게 이루어지고 있는지를 정기적으로 자율점검을 하여야 한다. 다만, 기준일탈이나 제품회수가 빈번하게 발생하는 등 특별한 경우에는 추가로 실시하여야 한다.

나. 자율점검을 실시할 수 있는 사람은 품질부서 책임자 또는 품질부서 책임자가 지정하는 사람으로서 이 기준에 대한 지식과 경험이 풍부한 사람이어야 하며, 필요한 경우에는 외부 전문가에게 의뢰하여 실시할 수 있다.

다. 자율점검은 사전에 목적·범위 등을 정하여 실시하며, 자율점검 후에는 그 결과와 개선요구사항 등이 포함된 보고서를 작성하여야 하고, 개선요구사항에 대해서는 기한을 정하여 개선하여야 한다.

12 교육 및 훈련

가. 교육책임자 또는 담당자를 지정하고 교육·훈련의 내용 및 평가가 포함된 교육·훈련규정을 작성하여야 하되, 필요한 경우에는 외부 전문기관에 교육을 의뢰할 수 있다.

나. 작업원에 대한 교육·훈련은 연간계획을 수립하여 실시하며, 작업원이 맡은 업무를 효과적으로 수행할 수 있도록 제조·품질관리와 그 밖에 필요한 사항에 대하여 실시하여야 한다.

다. 교육 후에는 교육결과를 평가하고, 필요하면 재교육을 하여야 한다.

13 실태조사 등

13.1 평가

가. 식품의약품안전처장 또는 지방청장은 이 기준의 적용대상이 되는 한약재에 관한 제출자료가 이 기준에 적합한지를 평가한다.

나. 가목에 따른 평가를 하려면 해당 한약재는 품목별로 3개 제조단위 이상에 대하여 이 기준을 적용한 실적이 있어야 한다.

13.2 판정

가. 식품의약품안전처장 또는 지방청장은 제13.1호에 따른 평가 시 관련 단체에 제출자료에 대한 검토를 의뢰할 수 있다.

나. 식품의약품안전처장 또는 지방청장은 품목별로 이 기준에 맞는지를 판정하기 위하여 제조소에 대한 실태조사를 실시할 수 있다.

다. 한약재의 제조업자 등은 수익자부담원칙에 따라 실태조사에 필요한 경비의 전부 또는 일부를 부담한다.

13.3 조사관

가. 식품의약품안전처장은 제13.2호나목에 따른 실태조사를 철저히 하기 위하여 법 제78조제1항에 따른 약사감시원 중에서 이 기준에 맞는지를 판정하는 조사관(이하 이 표에서 "조사관"이라 한다)을 둔다.

나. 조사관은 다음의 어느 하나에 해당하는 사람으로서 민간위탁 교육기관의 한약재 제조 및 품질관리기준 조사관 교육을 이수한 사람 중에서 임명한다.

1) 약사 또는 한약사
2) 이 기준에 대한 풍부한 지식과 경험을 가진 사람

13.4 기타

가. 식품의약품안전처장은 교육전문기관 또는 단체에 이 기준에 관하여 지도·교육을 의뢰할 수 있다.

나. 식품의약품안전처장은 이 기준을 실시하기 위하여 이 기준의 실시에 관한 세부 사항을 정할 수 있다.

저자약력 PROFILE

학력

원광대학교 약학대학 한약학과
원광대학교 약학대학 한약학석사
원광대학교 약학대학 한약학박사

주요경력

현) 대구한의대학교 바이오산업융합학부 교수
전) 경주대학교 한약자원학과 교수
현) 대한한약학회 이사

한약저장학 개정판

2008년 3월 3일 초 판 발행
2016년 3월 3일 개정판 발행

저　자 | 박진한
발행인 · 정태욱
펴낸곳 · 보명BOOKS

주　소 · 서울시 마포구 동교로27길 3-12, 2층
Tel (02) 2274-4540 ｜ Fax (02) 2274-4542

출판등록 제 2-4210
ISBN 978-89-6366-105-6　93510　　정가 15,000원

저자와 협의하에 인지는 생략합니다.
잘못 만들어진 책은 구입하신 서점에서 교환해 드립니다.